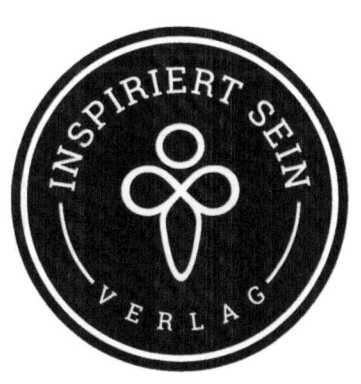

Marion Selzer

Karies?
Nein, danke!

Wie Sie Karies und andere Zahnerkrankungen wirksam vorbeugen und stoppen können

Ein ganzheitlicher Ansatz zur Erhaltung und Wiederherstellung der Zahngesundheit

Inklusive Tipps für Eltern zur Vermeidung von Karies bei Kindern und Rezepten zur Herstellung von natürlichen Zahnpflegemitteln.

Cover / Umschlag: Natascha Sokolov
Bildrechte S. 23: © science2 / Fotolia.com

Inspiriert-Sein Verlag, Saarlouis
info@inspiriert-sein.de

ISBN
Paperback: 978-3-946026-10-5
E-Book: 978-3-946026-11-2

Printed in Germany

Bibliografische Information der Deutschen Nationalbibliothek: Die Deutsche Nationalbibliothek verzeichnet diese Publikation in der Deutschen Nationalbibliografie; detaillierte bibliografische Daten sind im Internet über *www.dnb.dnb.de* abrufbar.

Hinweis: Die hier dargestellten Informationen dienen lediglich der Information und sind nicht als Diagnoseverfahren oder Heilversprechen zu verstehen. Sie können und sollen keine fachmännische Beratung ersetzen. Ich bin kein Zahnarzt und habe keinerlei medizinische Ausbildung absolviert. Der Ratgeber entstand ausgelöst durch meine eigene Leidensgeschichte und soll Interessierten die Möglichkeit geben, sich umfassend über das Thema „Zahnerkrankungen vorbeugen und stoppen" zu informieren.

Wer die hier vorgestellten Tipps anwendet, tut dies im Rahmen seiner Eigenverantwortung und auf eigenes Risiko – ein Recht, das jedem von uns zusteht. Eine Haftung für eventuell eintretende Schäden, die mit der Anwendung oder dem Missbrauch der hier vorgestellten Maßnahmen in Zusammenhang gebracht werden können, kann nicht übernommen werden. Bitte wenden Sie sich bei Beschwerden an einen (Zahn-)Arzt Ihres Vertrauens.

Des Weiteren möchte ich klarstellen, dass ich Zahnarztbesuche und -behandlungen nicht generell ablehne. In bestimmten Fällen kann der Gang zum Zahnarzt sogar sehr sinnvoll sein.

Haftungsausschluss für die Hinweise auf externe Internetseiten:
Dieses Werk enthält Webadressen zu externen Webseiten Dritter, auf deren Inhalte weder Verlag noch Autor einen Einfluss haben. Deshalb können weder Verlag noch Autor für diese fremden Inhalte auch eine Gewähr übernehmen. Für die Inhalte der angegebenen Webadressen ist stets der jeweilige Anbieter oder Betreiber der Seite verantwortlich. Die Seiten wurden zuletzt am 21.10.2016 auf mögliche Rechtsverstöße überprüft. Rechtswidrige Inhalte waren zu diesem Zeitpunkt nicht erkennbar. Eine permanente inhaltliche Kontrolle der angegebenen Webadressen ist jedoch ohne konkrete Anhaltspunkte einer Rechtsverletzung nicht zumutbar. Bei Bekanntwerden von Rechtsverletzungen werden die Adressen aus der Folgeauflage entfernt.

Inhaltsverzeichnis

Vorwort

Als ich 1986 mein Zahnmedizinstudium aufnahm, hatte ich Visionen. Ich glaubte fest daran, durch meinen Beruf, Menschen helfen zu können. Bereits als Kind kam ich mit Naturheilkunde und Schulmedizin in Kontakt; meine Mutter war Heilpraktikerin und mein Vater Zahnarzt. Das hat mein Interesse an alternativen Behandlungsansätzen geweckt und so begann ich bereits kurze Zeit nach meinem Staatsexamen, mich ganzheitlich weiterzubilden.

Über den Tellerrand zu blicken, hat meinen Horizont erweitert, mich aber auch kritisch über standardisierte Behandlungskonzepte in der Schul-Zahnmedizin nachdenken lassen. Oftmals beobachtete ich einen schnelleren Heilungsverlauf, wenn ich den alternativen Weg einschlug. Meine Patienten dankten es mir und ich hatte Freude an meiner Tätigkeit.

Ein persönlicher Schicksalsschlag öffnete meinen Horizont noch weiter. Ich beschäftigte mich nunmehr mit den Themen Ernährung und Heilung, Entgiftung und Heilung sowie Bewusstsein und Heilung. Viele mutige Vorreiter haben mich in dieser Zeit beeindruckt. So zum Beispiel Dr. Bruce Lipton, Dr. Dietrich Klinghardt, Dr. Lisa Rankin und Dr. Rüdiger Dahlke. Sie alle haben eindrucksvoll belegen können, dass es mehr gibt, als das, was uns die Schulmedizin weismacht. Es gibt Zusammenhänge zwischen unserer Ernährung, unserem Umfeld, aber auch unserem Stresspegel und den Selbstheilungskräften, der Zellaktivität, aber auch unseren Genen.

Unendlich viele Beobachtungen aus meinem Praxisalltag ließen sich nun erklären. Wie oft hatte ich erlebt, dass Menschen, die perfekt Zähne putzten und regelmäßig zur Vorsorgeuntersuchung kamen, immer wieder Karies oder Zahnfleischentzündungen hatten. Umgekehrt gab es eine nicht zu vernachlässigende Anzahl an Patienten, deren Mundhygiene zu wünschen übrig ließ, aber weder Karies noch Parodontitis ausbildeten. Diese Dinge konnte ich mir nun erklären.

Mein Wunsch, die Menschen aufzuklären und in die Lage zu versetzen, eigenverantwortlich für die eigene Zahngesundheit einzustehen, wuchs stetig. Zunächst begann ich, in der Praxis Aufklärung zu betreiben, aber später erschienen mir viele meiner Handlungen als Zahnärztin absurd. Es fühlte sich für mich nicht mehr stimmig an und ich verließ die Praxis. Seither habe ich meine Aufklärungsarbeit ausgedehnt und habe die Vision von einer Gesellschaft ohne Zahnprobleme.

Natürlich ist der Weg dorthin noch zu gehen. Aber je früher wir beginnen, um so schneller kommen wir ans Ziel.

Ich habe die Hoffnung, dass die Generation meiner Enkel (ich bin jetzt 50) durchaus kariesfrei aufwachsen kann, wenn die zukünftigen Eltern sich informieren und das Leben verändern. Natürlich bedarf es des persönlichen Einsatzes und des Muts, etwas zu verändern. Dazu gehört die konsequente Ernährungsumstellung auf Bio-Frischkost, ohne chemische Zusatzstoffe, basenüberschüssig und mit wenig Zucker. Nur ein optimal genährter Körper kann alle Regenerations- und Reparaturaufgaben übernehmen und die Selbstheilungskräfte aktivieren. Auch die Veränderung der Mundhygiene-Produkte ist wichtig, um den Körper von Substanzen zu befreien, die ihn belasten und bei seiner Arbeit behindern.

Dr. Weston Price hat bereits in den 30er Jahren des vergangenen Jahrhunderts festgestellt, dass eine naturverbundene Lebensweise verhindert, dass Menschen Karies, Parodontitis und Zahn- bzw. Kieferfehlstellungen entwickeln. Das heißt, ein sich Rückbesinnen auf das, was uns wirklich dient ist wichtig.

Und hier kommt dieses Buch ins Spiel! Als ich es zum ersten Mal las, war ich begeistert und freute mich, dass es wunderbar recherchiert, alle wichtigen Punkte auflistet und erklärt, die meiner Meinung nach wichtig sind, um selbstverantwortlich und zahngesund zu leben. Ich bin zutiefst beeindruckt und freue mich sehr, das Vorwort zu diesem Buch schreiben zu dürfen. Ich begrüße Sie als Leser dieses Werkes auf Ihrem Weg in die Eigenverantwortung und wünsche Ihnen alles Gute, und vor allem gesunde Zähne.

Dr. Karin Bender-Gonser
www.folge-dir-selbst.de

Einleitung

*„Wenn alle zum Zahnarzt gehen und dennoch alle krank sind, sollte
dies stutzig machen."*
Zahnarzt Dr. Lars Hendrickson

Schon im Vorschulalter litt ich unter Karies, die mir, sofern sie Schmerzen bereitete, vom Zahnarzt entfernt wurde. Wie es in den 80er Jahren üblich war, wurden die so entstandenen Löcher mit Amalgam gefüllt. Trotz regelmäßiger Zahnpflege wurden bei fast jeder halbjährlichen Zahnarztkontrolle weitere kariöse Stellen festgestellt und entsprechend behandelt.

Bereits in meiner Jugend hatte ich kaum noch einen unbehandelten Backenzahn und etliche Amalgamfüllungen. Diese ließ ich mir mit Anfang 20 auf Anraten meines damaligen Zahnarztes zum Teil durch Goldinlays ersetzen – natürlich ohne Durchführung von Schutzmaßnahmen. Damals wusste ich leider noch nicht, dass bei der Entfernung von Amalgamfüllungen giftige Quecksilberdämpfe freigesetzt werden und bestimmte Schutzvorkehrungen das Risiko einer Quecksilbervergiftung minimieren können. Auch wusste ich nicht, dass unterschiedliche Metalle im Mund miteinander reagieren und den Organismus belasten können. Ich vertraute ganz einfach der Autorität Zahnarzt und ließ die von ihm ausgewählten Maßnahmen über mich ergehen.

Als ich einige Jahre später, in denen ich mich bereits intensiv mit Alternativen zur herkömmlichen Schulmedizin beschäftigt hatte, neue dunkle Flecken auf meinen Zähnen entdeckte, stand für mich fest: Dieses Mal werde ich neue Wege gehen und die Verantwortung für meine Zähne nicht länger in fremde Hände legen. Daraufhin suchte ich in Büchern, Zeitschriften und im Internet nach alternativen Behandlungsmöglichkeiten. Zum ersten Mal stieß ich dabei auf Informationen, die darauf hinwiesen, dass zahnärztliche Behandlungen keine Heilungen herbeiführen, sondern eher einer „kunsthandwerklichen" Verschönerungsmaßnahme zur Herstellung der äußerlichen Ästhetik gleichen.

Wie sonst ist es zu erklären, dass wir bei jedem Zahnarzteingriff gesunde Zahnsubstanz verlieren, statt wieder welche aufzubauen? Wie paradox ist es, dass eine sogenannte „Wurzelbehandlung" eine Maßnahme zur Zahn*erhaltung* sein soll, der Zahn dabei aber abgetötet wird, indem man die lebenswichtige Wurzel entfernt? Wie kann es sein, dass Zahnverfall, Parodontose und Fehlstellungen bei ursprünglich lebenden Naturvölkern gänzlich unbekannt waren, wohingegen heute, in unserer modernen und angeblich so zivilisierten Welt kaum noch ein Erwachsener mit einem auch nur annähernd gesunden Gebiss aufzufinden ist?

Fakt ist: Eingriffe von Zahnärzten machen die Zähne nicht gesund, sondern verlangsamen maximal deren Zerfall und schalten Zahnschmerzen durch ein Abtöten des Nervs aus. Leider ist es sogar so, dass die meisten der heute typischerweise durchgeführten Zahnarztbehandlungen wie Bohren, Wurzelbehandlungen, Metallfüllungen oder das Setzen von Implantaten erhebliche Risiken nach sich ziehen und einen Patienten zum Dauerkunden machen können.

Wussten Sie, dass beim Bohren mit einer hohen Drehgeschwindigkeit eine enorme Hitze freigesetzt wird, die den behandelten Zahnnerv nachhaltig schädigen kann? Oder, dass beim Bohren feine Mikrorisse entstehen können, über die sich Viren und Bakterien schneller und tiefer im Zahn verbreiten können als zuvor? Dass durch Zahnfüllungen jeglicher Art die Neubildung von Karies (Sekundärkaries) begünstigt wird, weil an der Verbindungsfläche zwischen Füllung und Zahn ein Minispalt entsteht, in dem sich Bakterien mit Vorliebe einnisten und ausbreiten?

Zudem gibt es keine Füllung, die ewig hält und bei jeder Erneuerung muss weitere gesunde Zahnsubstanz geopfert werden! Kronen und Inlays können im Laufe der Zeit die Pulpa, also den Zahnnerv, abtöten und damit zum Zahnverlust führen. Hat Sie schon einmal ein Zahnarzt darauf hingewiesen, dass wurzelbehandelte Zähne Bakterien anziehen, die den ganzen Organismus belasten und das Immunsystem schwächen können? Oder, dass Toxine aus Kunststoff- und Metallfüllungen über die feinen Zahnkanäle in den gesamten Körper gelangen können und damit oftmals die versteckte Ursache von chronischen Erkrankungen infolge von Schwermetall- und anderen Toxinvergiftungen darstellen?

Natürlich gibt es auch Zahnärzte, die über all diese Fakten informiert sind, und die sich um alternative, weniger schädliche Behandlungsmöglichkeiten bemühen. Dennoch bleibt die Tatsache bestehen, dass Zahnarztbehandlungen lediglich die Symptome zum Verschwinden bringen und nicht die eigentlichen Ursachen behandeln. Herkömmliche Zahnarztbehandlungen heilen nicht und machen kranke Zähne nicht gesund!

Da unser Körper jedoch über erstaunliche Selbstheilungskräfte verfügt (was wir beispielsweise anhand der Heilung selbst schwerster Wunden oder Knochenbrüche sehen können) und nahezu jede Zelle unseres Körpers in gewissen Zeitabständen vollkommen erneuert wird, wieso sollte es dann nicht möglich sein, dass auch unsere Zähne regenerieren und heilen können?

Zähne sind keine leblose Materie, die vom restlichen Körper isoliert ist, auch wenn dies oft von Zahnärzten so betrachtet wird! Das komplette Gegenteil ist der Fall: Kleinste Poren, die für unsere Augen nicht sichtbar sind, verbinden die Zahnoberfläche mit unserer Mundhöhle. Unsere Zahnwurzeln sind von Lymphflüssigkeit umgeben und dadurch an sämtliche im Körperinneren ablaufenden Prozesse angebunden.

Sollte es daher nicht vielleicht doch möglich sein, Zähne selbst zu heilen oder zumindest den weiteren Verfall zu stoppen? Genau dieser Frage bin ich auf den Grund gegangen, und was ich dabei herausgefunden habe, möchte ich Ihnen nicht vorenthalten!

In diesem Sinne wünsche ich Ihnen und mir dauerhaft gesunde Zähne und ein strahlend weißes Lächeln.

Marion Selzer im Mai 2015, La Palma

Kapitel 1: Zähne – Ein Wunder der Natur

„An jedem Zahn hängt immer auch ein ganzer Mensch."
Dr. Dirk Schreckenbach, ganzheitlich arbeitender Zahnarzt und
Heilpraktiker aus Homburg

I. Das Wunderwerk Zähne

Zähne von Menschen und Säugetieren, genauer gesagt der Zahnschmelz, also der sichtbare Teil der Zähne, sind das härteste Gewebe, das lebende Organismen hervorbringen können. Der Zahnschmelz besteht zu 95 Prozent aus Mineralien und ist extremsten Bedingungen ausgesetzt. So müssen unsere Zähne zum Beispiel beim Zusammenbeißen, Pressen und Knirschen Belastungen von bis zu 400 Kilogramm standhalten. Außerdem müssen sie mit Temperaturen einer Bandbreite von null bis 75 °C sowie pH-Werten von 2 – 11 und damit ph-Wert-Schwankungen im Milliarden Bereich zurecht kommen!

Ist die Mundflora intakt, sind unsere Zähne nahezu unverwüstlich. Zehntausend Jahre und länger kann ein menschlicher Zahn nach dem Tod des Individuums allen zersetzenden Umwelteinflüssen widerstehen. Das bestätigen Funde von Überresten von Urzeitmenschen, deren Skelette sich nahezu vollständig durch Witterung und Bakterien aufgelöst hatten, wohingegen ihre Zähne nach wie vor bis heute erhalten geblieben sind.

Wenn unsere Zähne bereits zu Lebzeiten Schaden nehmen, müssen die schädigenden Einflüsse also äußert aggressiv sein. Welche Ursachen führen dazu, dass unsere Zahngesundheit immer früher leidet? Dass unsere Zähne kariös werden oder unser Zahnfleisch immer weiter zurückgeht? Und was können wir tun, um die Gesundheit unserer Zähne möglichst lange zu erhalten?

Zähne und ihre Funktionen in unserem Körper

Zähne übernehmen verschiedene Aufgaben in unserem Körper und beeinflussen so viele Bereiche unserer Gesundheit:

- Zunächst einmal dienen Zähne der mechanischen Zerkleinerung unserer Nahrung und haben damit eine direkte Auswirkung auf unsere Verdauung. Nur, wenn wir jeden Bissen gründlich kauen, können die enthaltenen Nährstoffe auch richtig aufgenommen werden.

- Wie wir mit den Zähnen kauen und aufbeißen, hat eine direkte Wirkung auf unser Kiefergelenk. Durch den Druck und Gegendruck wird zum einen der Knochenstoffwechsel im Kiefergelenk angeregt und zum anderen wirkt sich die Kau- und Beißbewegung über das Kiefergelenk auf die Wirbelsäule aus. Kommt es hier zu Fehlbelastungen, können diese zu Störungen im gesamten Bewegungsapparat führen.

- Zudem beeinflussen die Zähne auch unsere Psyche. Nur mit schönen Zähnen trauen wir uns, ein strahlendes Lächeln zu zeigen.

- Weil jeder unserer Zähne über das Meridiansystem mit einzelnen Organen verbunden ist, hat ihr Zustand auch einen direkten Einfluss auf die entsprechenden Organe.

II. Sind Zahnerkrankungen natürlich?

Karies und entzündliche Erkrankungen des Zahnhalteapparates, sogenannte Parodontopathien, zählen zu den häufigsten Erkrankungen der Zähne. Nahezu jeder deutsche Erwachsene ist von einer der beiden Erkrankungen betroffen. Laut einer Mundgesundheitsstudie aus dem Jahr 2005 hat der 35 bis 45-jährige Durchschnittsdeutsche 14,5 kranke Zähne in seinem Mund, die entweder von Kariesbakterien angegriffen werden, Füllungen enthalten oder bereits gezogen wurden.

Wir finden es normal, dass wir im Alter ein künstliches Gebiss benötigen und stören uns nicht weiter daran, dass Zähne schon in jungen Jahren gebohrt und „repariert" werden müssen. Karies und andere Zahnerkrankungen sind so allgegenwärtig und zum gewohnten Begleiter geworden, so dass wir sie kaum noch als Krankheit wahrnehmen. Doch ist das wirklich normal, im Sinne von natürlich oder haben wir uns einfach nur an etwas gewöhnt, was so von der Natur nicht vorgesehen war?

Wenn wir uns die Studien des renommierten Zahnforschers Dr. Weston Price ansehen, müssen wir feststellen, dass von der Zivilisation abgeschnittene Völker nahezu immun gegen Zahnerkrankungen waren. Zudem verfügten sie fast ausnahmslos über perfekt angeordnete Zähne und wiesen keinerlei Fehlstellungen auf. Auch die Funde von Schädeln unserer Urzeitvorfahren bestätigen, dass Zähne ein Leben lang gesund bleiben können. So entdeckte H. P. Pickerill bei der Untersuchung von Schädeln der australischen Ureinwohner nur einen kranken Zahn unter 2000. Und auch in Europa waren Zahnerkrankungen von der Steinzeit bis ins 16. Jahrhundert äußerst selten, was durch Schädelfunde belegt ist.

Was läuft also heute falsch, warum gelten Karies und andere Zahnerkrankungen als normal? Oder sind diese Fragen gar nicht so wichtig? Schließlich handelt es sich ja „bloß" um unsere Zähne?

III. An jedem Zahn hängt immer auch ein ganzer Mensch
Karies und Zahnerkrankungen sind, wie wir gesehen haben, heute so weit verbreitet und allgegenwärtig, dass sie kaum noch als Krankheit wahrgenommen werden. Wir behandeln Zähne wie austauschbare Er-

satzteile unseres Körpers, die repariert und durch Prothesen ersetzt werden können. Dass Zähne jedoch mit dem gesamten Organismus verbunden sind und Zahnerkrankungen keinesfalls als isoliert zu betrachtendes Symptom gesehen werden sollten, zeigt folgender Ausflug in das Innenleben unserer Zähne.

Zähne bestehen aus verschiedenen Schichten. Die drei wichtigsten werden als Zahnschmelz, Zahnbein (Dentin) und Zahnnerv (Pulpa) bezeichnet. Der Zahnschmelz, das, was wir beim gesunden Zahn sehen können, besteht aus anorganischen Substanzen, einem phosphorsaurem Kalk, der in einer kristallinen Struktur angeordnet ist. Darunter liegt das Zahnbein, das sich sowohl aus anorganischen als auch organischen Stoffen zusammensetzt und darüber hinaus elastisches Gewebe, sogenanntes kollagenes Fibrillin, enthält.

Die feinen Kanälchen, die in der Abbildung als Linien des Zahnbeins gekennzeichnet sind, sind Ausläufer des Zahnnervs, was erklärt, dass es bei einer Zerstörung des Zahnbeins z. B. durch Bohren oder Kariesbakterien zu Schmerzen kommt. Unter dem Zahnbein liegt der Zahnnerv, der das eigentliche Leben des Zahnes ausmacht. Der Nerv besteht aus organischem Gewebe, das von feinen Nervenfasern durchsetzt ist, also kleinsten Blut- und Lymphgefäßen, die in das Bindegewebe münden, das den Zahn umgibt.

Alle Zellen des Körpers sind mit dem Bindegewebe verbunden. Das Bindegewebe versorgt die Zellen mit Nährstoffen, nimmt überflüssige Stoffwechselrückstände auf und befördert diese zu den Ausscheidungsorganen, damit sie aus dem Körper ausgeschieden werden können. Nachgewiesen wurden diese Zusammenhänge bereits in den 70ern des vergangenen Jahrhunderts durch den Wissenschaftler Pischinger.

Das Bindegewebe ist damit kein bloßer Füllstoff ohne konkrete Aufgabe, wie bis dato angenommen, sondern es dient sozusagen als Binde- und Transportglied für sämtliche Zellen im Körper. Pischinger bezeichnete das Bindegewebe daher als Grundlagensystem, um zu verdeutlichen, dass es sich dabei um eine Art Grundsubstanz des menschlichen Körpers handelt.

Da der menschliche Körper von Kopf bis Fuß in die Struktur des Bindegewebes eingebettet ist, erklärt dies, dass Schäden am Zahnnerv bzw. Fremdstoffe, die in den Zahnnerv eindringen, über das Bindegewebe in den gesamten Organismus gelangen können. Das bedeutet also auch, dass jeder Eingriff in das Zahnbein (Dentin) bereits einen Eingriff in unsere Grundsubstanz darstellt und eine Auswirkung auf den gesamten Organismus hat. So zum Beispiel, wenn Kariesbakterien bis ins Dentin vorgedrungen sind, der Zahnarzt beim Bohren an diese Schicht des Zahnes gelangt, eine Füllung dort angebracht wird oder der Nerv eines Zahnes entzündet ist.

Genauso gut können aber auch emotional belastende Ereignisse über das Nervensystem und die Grundsubstanz die Zahnnerven erreichen. Alles in unserem Körper ist mit allem verbunden und so hängt an jedem Zahn auch ein ganzer Mensch, wie es der ganzheitlich arbeitende Zahnarzt Dr. Dirk Schreckenbach in seinem gleichnamigen Buch treffend ausdrückt.

Zahnärzte wissen, dass ein erkrankter Zahn den gesamten Körper belasten kann. Wenn Bakterien bis in die Pulpa, also den Zahnnerv, vordringen, können die kranken Wurzeln zur Ursache von verschiedenen Erkrankungen wie Rheuma, Nieren-, Leber-, Magen-, Darm- oder Augenproblemen werden. Auch das Herz kann durch kranke Zähne in Mitleidenschaft gezogen werden.

Bei Zahnerkrankungen können wir daher nicht von einem isolierten Krankheitsgeschehen ausgehen, das keine Auswirkungen auf den Rest des Körpers hat. Im Gegenteil, Stoffwechselstörungen zeigen sich oftmals als erstes an den Zähnen. Karies und Zahnbetterkrankungen sollten wir daher als ernstzunehmende Frühwarnsignale betrachten, die im

Laufe der Zeit weitere unangenehme Folgen nach sich ziehen können, wenn die Ursachen nicht beseitigt werden.

„Jeder sollte wissen, dass Zahnverfall ein Alarmzeichen ist, eine Warnung, dass der Stoffwechsel gestört und die Gesundheit im ganzen bedroht ist."

A. von Haller in „Gefährdete Menschheit" S. 162

„Zähne und Kauorgan sind die empfindlichsten Gradmesser der konstitutionellen Gesundheit des Einzelnen und der Bevölkerung, und gleichzeitig ein Frühwarnsystem vor später zu erwartenden chronischen Krankheiten und Degenerationserscheinungen. Denn während letztere nach dem Beginn von Ernährungsfehlern mit einer durchschnittlichen Verzögerung von 20 Jahren einsetzen, tritt Zahnkaries schon nach einigen Wochen bis Monaten auf."

Dr. Johann Georg Schnitzer in „Zahnprobleme und ihre Überwindung" S. 17

Kapitel 2: Wie entsteht eigentlich Karies?

Karies, auch Zahnfäule genannt, beginnt meist unscheinbar mit kleinen weißen Flecken auf den Zähnen. Diese sogenannte Initialkaries bleibt oft unbemerkt, denn sie verursacht keine Schmerzen. Erst, wenn die entkalkten Stellen sich durch Farbpigmente aus der Nahrung dunkel verfärben, wird die Karies entdeckt. „Frisst" sich die Karies über den Zahnschmelz ins Zahnbein, kann der Kontakt mit heißen, kalten oder süßen Speisen und Getränken Schmerzen auslösen.

Weil das Zahnbein deutlich weicher ist als der Zahnschmelz, kann die Karies sich nun auch in die Breite ausdehnen und den Zahnschmelz unterwandern. Das macht den Zahn instabil und oft merken Betroffene Karies erst dann, wenn ein Stück des Zahns beim Kauen abbricht.

Wird nun nichts unternommen, kann sich die Karies an der Wurzel des Zahnes weiter ausbreiten. Der Zahn entzündet sich und spätestens jetzt bemüht man sich aktiv um Hilfe, aufgrund der so entstehenden Schmerzen. Im schlimmsten Fall kann der Nerv des Zahnes absterben und es bleibt nur noch die Möglichkeit, den Zahn durch eine Wurzelbehandlung zu „retten" oder sich den Zahn ziehen zu lassen.

Über die Entstehung von Karies gibt es unterschiedliche Theorien. In einem Punkt sind sich jedoch wohl sämtliche Experten einig: Karies entsteht in erster Linie durch falsche Ernährung. Dennoch bleibt strittig, inwiefern ungesunde Ernährungsgewohnheiten die Zähne angreifen, also ob die Zähne von außen oder von innen angegriffen werden und was genau der Auslöser dafür ist. Hinzu kommen emotionale und spirituelle Aspekte, die bei jeder Erkrankung, und somit auch bei Karies und anderen Zahnproblemen, berücksichtigt werden sollten – auch, wenn dies in der Praxis leider nur selten der Fall ist.

Bevor wir uns für eine zahnärztliche Behandlung von Karies entscheiden, sollten wir auch im Rahmen der Vorbeugung zunächst einmal die Hintergründe verstehen. Wie entsteht Karies eigentlich? Welche Unterschiede und Gemeinsamkeiten gibt es in den verschiedenen Theorien und wie lassen sich teilweise widersprüchliche Aussagen in Einklang bringen, um Karies möglichst ganzheitlich und effektiv vorzubeugen oder gar zu heilen?

I. Karies entsteht von außen – Bakterien als Bösewichte

Jeder Mensch beherbergt in seiner Mundhöhle Millionen von Bakterien. Ein gesundes Immunsystem hält diese in Schach. Übermächtig werden böse Bakterien erst durch eine ungesunde Lebensweise.

Nach herrschender Ansicht hinterlassen insbesondere zucker- und stärkehaltige Lebensmittel wie Süßigkeiten, Bonbons, Softgetränke, Weißbrot, Nudeln, Kuchen, Trockenfrüchte usw. Rückstände an den Zähnen. Dieser Zahnbelag (Plaque) wird dann von Bakterien unter Freisetzung von Säure abgebaut. Um die entstehende Säure zu neutralisieren, wird dabei der basische Kalk aus dem Zahnschmelz entzogen.

Kommt es ständig zu solchen Säureattacken, die nach herrschender Ansicht auch durch den übermäßigen Verzehr von Zitronen oder anderen sauren Früchten ausgelöst werden können, und ganz sicher durch die in Softgetränken zugesetzte Phosphorsäure oder die in Fertigprodukten oft enthaltene künstliche Zitronensäure entstehen, fressen sich die Bakterien immer weiter in den Zahn, zerlegen ihn in seine Einzelteile und machen die Zahnstruktur brüchig.

Das ist dann auch der Zeitpunkt, an dem die Zähne empfindlicher gegen äußere Einwirkungen werden, weil die Säure in die winzigen Kanälchen der porösen Zähne eindringen kann. Ein Warnsignal ist die Temperaturempfindlichkeit der Zähne. Wenn der Kontakt mit heißen oder kalten Speisen und Getränken stechende Schmerzen auslöst, ist das ein sicheres Zeichen dafür, dass die feinen Kanälchen des Zahnbeines, die mit der Wurzel in Kontakt stehen, bereits offen liegen.

Allerdings scheint diese Theorie, die auf die Forschungen des Zahnarztes Willoughby Dayton Miller (Ende 18. Jahrhunderts) zurückgeht, nur die halbe Wahrheit zu sein. Denn Karies kann anscheinend nicht nur von außen, sondern auch von innen heraus entstehen. Miller fiel auf, dass Zähne unterschiedlich stark auf Säure reagierten. In seinen Versuchen konnte ein Zahn innerhalb weniger Wochen durch eine saure Flüssigkeit aufgelöst werden, während andere Zähne auf dieselbe Säure keinerlei Veränderungen aufzeigten. Dr. Miller äußerte sich dazu wie folgt:

„Das Ausmaß, in dem ein Zahn unter dem Einfluss von Säure leidet, hängt von seiner Struktur und Dichte ab, und im Besonderen von der Beschaffenheit des Schmelzes und dem Schutz der Zahnhälse durch gesundes Zahnfleisch. Das, was wir den perfekten Zahn nennen würden, könnte auf unbegrenzte Zeit der gleichen Säure standhalten, der ein Zahn von gegenteiliger Struktur in wenigen Wochen erliegen würde. "

Weiter heißt es: *„Der Einwanderung von Mikroorganismen geht immer ein Verlust von Kalziumsalzen voraus. "*

(zitiert aus dem Buch „Karies heilen: Natürlich starke Zähne mit der richtigen Ernährung" von Ramiel Nagel)

Dr. Miller hat entdeckt, dass Bakterien erst dann Zahnschäden anrichten konnten, nachdem die Kalziumdichte im Zahn abgenommen hatte. Gesunde Zähne dagegen konnten Angriffen seitens der Bakterien standhalten.

Zu diesem Ergebnis kam 1922 auch der amerikanische Zahnarzt Percy Howe. Trotz aller Bemühungen gelang es ihm nicht, die Zähne von Meerschweinchen mit Karies und Parodontitis zu infizieren, obwohl er ihnen die Bakterien verabreichte, die in Verbindung mit diesen Zahnerkrankungen gebracht wurden, veröffentlicht in Howe, P. DDS. Further Studies of the Effect of Diet Upon the Teeth and Bones Journal of the American Dental Association, 1923:201. Sobald er ihnen jedoch Vitamin C aus der Ernährung entzog, ließen Zahnerkrankungen nicht lange auf sich warten.

Der Grund dafür ist einleuchtend: Der von der Ohranhangsdrüse gebildete Speichel ist im gesunden Zustand leicht basisch und kann so die schädliche Wirkung von Säuren aufheben. Wenn aber die basischen Mineralien für die Verstoffwechselung leerer Kalorienträger verwendet werden müssen, ist unser Speichel nicht mehr ausreichend basisch und die Säuren können die Zähne angreifen.

Obwohl es weitere Hinweise darauf gibt, dass Bakterien nicht die primäre Ursache für Karies sind, (siehe auch die Proteolyse/Chelatbildungs-Hypothese von Dr. Schatz oder den Nachweis von Dr. Steinmann über den Zusammenhang zwischen Hormon- und Drüsensystem und Karies) hält die Zahnärztelobby nach wie vor daran fest, dass Karies eine Infektionskrankheit ist,

- die durch Bakterien (in erster Linie Streptokokken) übertragen wird,
- Zeit benötigt,
- durch den Verzehr niedermolekularer Kohlenhydrate (z. B. aus Zucker oder Weißmehlprodukten)
- und eine schlechte Mundhygiene begünstigt wird
- und nicht heilbar ist.

II. Karies entsteht von innen – Zähne als Basenpuffer
Zähne bestehen zu einem großen Teil aus dem basisch wirkenden Mineral Kalzium. Genau dieses Mineral spielt bei der heutigen Säureüberflutung eine wichtige Rolle. Der Großteil unserer Ernährung ist verarbeitet, unnatürlich und mineralstoffarm. Trotz steigender Kalorienanzahl sinkt die Menge der aufgenommenen Mikronährstoffe. Das führt

dazu, dass die meisten Nahrungsmittel von heute sauer wirken und unseren körpereigenen Mineralstoffvorrat gefährden. Bei der Verdauung verarbeiteter Industriekost werden Säuren freigesetzt, die, damit sie keinen Schaden an Zellen, Geweben und Organen verursachen, neutralisiert und damit unschädlich gemacht werden müssen. Das geschieht in erster Linie durch die Verbindung mit basisch wirkenden Mineralien wie z. B. Kalzium, Magnesium oder Kalium.

Der größte Vorrat dieser basisch wirkenden Mineralien befindet sich in Zähnen, Zahnfleisch, Knochen, Nägeln und im Haarboden und dient sozusagen als Mineralstoff-Notreserve. Haarausfall, Zahnfleischrückgang, Karies oder Knochenschwund sind streng genommen also gar keine Erkrankungen, sondern vielmehr ein genialer Versuch des Körpers sich selbst zu erhalten. Denn ohne den „Raubbau" aus diesen körpereigenen Mineralstoffdepots würde eine übersäuernde Lebensweise viel gravierendere Schäden anrichten.

Das bedeutet also, dass unsere Zahnsubstanz auch von innen heraus angegriffen werden kann. Wer täglich Fertiggerichte, Fast Food, Weißmehlprodukte, Haushaltszucker, Kochsalz, Softgetränke oder pasteurisierte Milchprodukte zu sich nimmt und dabei zu wenig mineralreiche Frischkost isst, läuft Gefahr, dass seine Zähne als Basenlieferanten dienen und von innen heraus ausgehöhlt werden.

Damit steigt nicht nur das Risiko, dass die Zähne an Substanz verlieren und abbrechen, sondern auch empfindlicher auf Plaque und Säure reagieren, und damit von außen anfälliger für Bakterienbefall und somit für Karies und Parodontose werden. Da gleichzeitig auch der pH-Wert des Speichels sinkt, ist eine übersäuernde Lebensweise wohl eine der Hauptfaktoren für anfällige Zähne.

III. Karies aus ganzheitlicher Sicht

In der Traditionellen Chinesischen Medizin (TCM) werden Organe und Organsysteme nicht voneinander getrennt betrachtet. Im Gegenteil, hier wird berücksichtigt, dass jedes Organ über das Bindegewebe, die Faszien und die Energiebahnen mit ganz bestimmten Drüsen und Körperfunktionen in Verbindung steht.

Daher können auch die Zähne nicht als vom Körper getrennte Einzelteile betrachtet werden, sondern immer nur in Verbindung mit den dazugehörigen Meridianen, Energiekreisläufen und inneren Organstrukturen. Das heißt, dass Zahnerkrankungen ihren Ursprung auch in der Erkrankung ihrer Entsprechungsorgane haben können bzw. gilt im Umkehrschluss, dass ein erkrankter Zahn auch die daran angeschlossenen Organsysteme negativ beeinflussen kann.

So sind beispielsweise die beiden letzten Backenzähne vor dem Weisheitszahn im rechten Oberkiefer über Nervengewebe, Akupunkturpunkte und Meridiane mit Milz und Schilddrüse verbunden, wohingegen sämtliche Frontschneidezähne mit den Nieren, der Harnblase und der Stirnhöhle in Verbindung stehen.

Ein ganzheitlicher Heilungsansatz sollte diese Zusammenhänge berücksichtigen und bei Zahnproblemen aller Art sollte immer auch der Gesundheitszustand der in Wechselwirkung zum betroffenen Zahn stehenden Organe überprüft werden.

Eine schöne Übersicht über die Zahn-Organ-Beziehungen finden Sie zum Beispiel unter:
www.pekana.de/gesundheit/zahn-organ-beziehungen.htm
oder unter: *www.oldenburk.de/index.php?article_id=143*

IV. Karies als Sprachrohr der Seele

Erkrankungen können immer auch seelische und emotionale Hintergründe haben. Das ist nicht erst seit Louise Hay oder Rüdiger Dahlke bekannt und gilt selbstverständlich auch für Karies und andere Zahnerkrankungen. Aus psychologischer Sicht stehen Zähne für das Vermögen sich durchzusetzen und zu behaupten und werden gerne als Aggressionswerkzeuge betrachtet. Tiere fletschen mit den Zähnen, beißen ihre Feinde und zerreißen ihre Beute. Auch beim Menschen sind Zähne zum Zubeißen da und das nicht nur auf der physischen Ebene.

V. Karies als epigenetischer Schaden

Umweltmediziner wie Dr. Dietrich Klinghardt und Dr. Joachim Mutter weisen schon seit Jahren auf die Gefahren durch steigende Umweltbelastungen hin. Strahlen von Mobilfunk- und WLAN-Anlagen, schnurlosen Telefonen, Handys und Smartphones sowie die zunehmende Giftstoffbelastung von Trinkwasser, Luft, Lebensmitteln und Gebrauchsgegenständen können zu Schäden an unseren Genen führen. Das Erschreckende dabei ist, dass die Schäden nicht nur bei uns selbst entstehen, sondern wir sie an unsere Kinder und Enkelkinder weitervererben.

Immer wieder kann man beobachten, dass selbst Kleinkinder schon poröse Milchzähne haben, trotz relativ ernährungs- und gesundheitsbewusster Eltern. Hier liegt die Ursache sicher nicht in einer jahrelangen Fehlernährung oder mangelnden Zahnhygiene, sondern an den schlechten Voraussetzungen, mit denen die Kinder auf die Welt gekommen sind. Dazu äußert sich der ganzheitlich arbeitende Zahntechniker Norbert Wichnalek in dem Rohkost-Magazin „Die Wurzel" Ausgabe 2/14 wie folgt:

„Genetisch bedingt kann die schützende, äußerst harte Schmelzschicht, die das Zahnbein umgibt, sehr dünn sein und

kann daher durch falsche, ungesunde Ernährung frühzeitig zu Zahnverfall führen. "

Wer also unter schlechten Zähnen leidet, muss die „Fehler" nicht immer nur bei sich suchen. Es kann auch daran liegen, dass er mit schlechten Genen ausgestattet wurde und unter den „Fehlern" seiner Vorfahren bzw. den fortschreitenden Umweltbelastungen zu leiden hat. Die gute Nachricht lautet, dass Gene – entgegen der immer noch vorherrschenden Meinung von Evolutionsforschern und Schulmedizinern – sehr wohl veränderbar und beeinflussbar sind. Die beiden oben genannten Umweltmediziner erreichen zum Teil sehr verblüffende Erfolge mit gezielten Entgiftungsmaßnahmen des Körpers und der Ergänzung von ausgewählten Vitalstoffpräparaten.

Gleichzeitig zeigen neuste Erkenntnisse aus der Biophysik, dass auch Überzeugungen, Gedanken und Emotionen einen entscheidenden Einfluss auf unsere Gene haben. Wer, wie ich, mit der Überzeugung aufgewachsen ist, dass unsere Zähne bereits ab dem 30. Lebensjahr ausfallen und ersetzt werden müssen, braucht sich natürlich nicht zu wundern, wenn genau ab dann verstärkt Zahnprobleme auftauchen. Auch hier heißt es, sich für die neuen Ansätze zu öffnen, zu überprüfen, was für einen selbst zutreffend ist und an den entsprechenden Stellen zu arbeiten.

Sehr interessante Zusammenhänge zwischen Gedanken/Gefühlen und unseren Genen basierend auf den Forschungsergebnissen der letzten Jahre kann man in dem wirklich sehr empfehlenswerten Buch „Die neue Medizin des Bewusstseins" von Dawson Church nachlesen.

Exkurs: Stress und Karies
Ich möchte gerne noch einen weiteren Faktor für die Entstehung und Verbreitung von Karies ansprechen: Stress! Stress kann ebenfalls dazu beitragen, dass Kariesbakterien

und andere unerwünschte Erreger in unserer Mundhöhle die Oberhand gewinnen. Der Grund: Stress reduziert den Speichelfluss.

Speichel ist unser bester Schutz vor unerwünschten Kariesbakterien. Dazu muss er nicht nur leicht basisch sein, sondern es muss auch eine ausreichende Menge an Speichel produziert werden. Stress, egal ob physisch oder psychisch, hat einen ungünstigen Einfluss auf unseren Speichelfluss.

Bei Stress werden bestimmte Hormone ausgeschüttet, die den sympathischen Teil unseres Nervensystems aktivieren, der dazu führt, dass der Speichelfluss reduziert wird.

Aus evolutionsbiologischer Sicht bedeutete Stress stets eine Gefahr für unser Leben. In stressigen Situationen ging es also darum, durch Flucht oder Kampf unser Leben zu sichern. Auch heute funktioniert unser System noch genauso. Es kann nicht zwischen dem modernen Stress von heute, der in der Regel keine akute Bedrohung für unser Überleben bedeutet, und dem im Allgemeinen lebensgefährlichen Stress aus früheren Zeiten unterscheiden. Sobald wir uns in einem aufgeregten und gestressten Zustand befinden, werden alle Energiereserven für eine bevorstehende Flucht bzw. einen Kampf zur Verfügung gestellt. Alle Funktionen, die jetzt nicht zur Sicherung unseres Überlebens nötig sind, werden eingespart oder heruntergefahren, um unsere Energie nicht unnötig zu vergeuden. Dazu gehört zum Beispiel auch die Verdauung, die in lebensbedrohlichen Situationen eine untergeordnete Rolle spielt.

Da die Verdauung bereits im Mund durch die Zersetzung der Speisen mit unserem Speichel beginnt, wird bei Stress der Speichelfluss gedrosselt. Unsere Abwehrkräfte gegen Kariesbakterien und andere pathogene Erreger werden dadurch stark reduziert.

Das erkennt man auch sehr gut an Patienten, die bestimmte Medikamente wie Antihistaminika, Antidepressiva oder Beruhigungsmittel einnehmen. Diese Medikamente führen zu einem reduzierten Speichelfluss. Dadurch kommt es zu Mundtrockenheit, medizinisch auch Xerostomie genannt. Innerhalb kürzester Zeit entwickeln solche Patienten massive kariöse Angriffe, weil der Speichel nicht mehr seine schützende Wirkung erfüllen kann.

In der heutigen Zeit ist das Gleichgewicht zwischen Stress und Entspannung leider chronisch gestört. Wir leiden heute viel zu häufig unter Stress. Daher ist es wichtig, ganz bewusst Zeit für Entspannung und Erholung einzuräumen – für unsere Zähne und unseren gesamten Gesundheitszustand.

Fazit Kapitel 2

Wie wir also sehen, gibt es, wie am Beispiel von Karies erläutert, verschiedene Ansätze bezüglich der Entstehung von Zahnproblemen. Wer ganzheitlich vorgehen möchte, sollte sich meiner Meinung nach nicht auf einen einzelnen Ansatz verlassen, sondern versuchen, möglichst viele Entstehungsmöglichkeiten zu berücksichtigen und dementsprechend seine Maßnahmen zur Vorbeugung bzw. Heilung von Zahnproblemen auf verschiedenen Ebenen ergänzend angehen. Selbst auf der körperlichen Ebene sollten Karies und Parodontose* nicht als vom restlichen Organismus abgegrenzten Symptome, sondern immer als ein Anzeichen für eine insgesamt von der Norm abweichende Stoffwechsellage im Körper betrachtet und behandelt werden.

---

* Im Anhang des Buches gibt es vertiefende Hinweise zu Ursachen und Hilfe bei Zahnfleischrückgang (Paradontalerkrankungen).

Kapitel 3: Ist Karies heilbar?

„Karies ist nur ohne Zahnarzt heilbar."
Zahnarzt Lars Hendrickson

Wie Sie sicher von Ihrem Zahnarzt wissen, ist Karies nicht heilbar. Nach herrschender Ansicht der Schulmediziner kann sich einmal beschädigte Zahnsubstanz nicht wieder regenerieren. Das gilt zumindest dann, wenn neben dem Zahnschmelz schon das Zahnbein, das Dentin, angegriffen ist – so sind sich jedenfalls die meisten Zahnärzte einig. Und, wenn die Wurzel erst einmal beschädigt ist, kann man den Zahnverlust allenfalls noch mit einer Wurzelbehandlung verzögern. Außer kariöse Stellen mit dem Bohrer zu entfernen und Löcher zu füllen bzw. mit neueren Techniken wie Laser- oder Ozonbehandlungen zu begegnen, hat die heutige Zahn*heil*kunde gegen Zahnfäule kaum etwas zu bieten. Schade eigentlich.

Der Heilpraktiker Roland Lackner schreibt dazu in seinem Vorwort zu seinem Buch „Zähne und Spagyrik":

> „Die Zahnmedizin scheint zu einer völligen Reparaturmedizin verkommen zu sein. Der Patient wird verwaltet. Die Zähne werden immer wieder repariert, bis keine Substanz mehr vorhanden ist. Dann wird ersetzt, implantiert und überbrückt.

> Aufklärung findet fast gar nicht statt – und ist womöglich im Hinblick auf die steigenden Umsätze durch Reparaturen im Zahnbereich auch gar nicht gewollt. Momentan erwirtschaften über 60 000 Zahnarztpraxen in Deutschland rund 13 Milliarden Euro Umsatz mit der Reparatur von Zähnen. Tendenz steigend. Und 95 Prozent der Deutschen haben nach wie vor Karies,

obwohl es in Deutschland ein mehr als flächendeckendes Netz von Zahnmedizinern gibt."

I. Die Selbstheilungskräfte unseres Körpers

Unsere Haut regeneriert sich nach Verletzungen und Verbrennungen. Wunden heilen bekanntlich auch ohne unser Zutun. Selbst bei Knochenbrüchen wachsen die Knochen wieder von alleine zusammen, nur bei Zähnen soll das anders sein? Anders als jede andere Gewebeschicht unseres Körpers sollen sie von der Fähigkeit der Selbstheilung ausgenommen sein?

Die Wurzeln unserer Zähne sind umgeben von Lymphflüssigkeit und dadurch mit dem gesamten Körpersystem verbunden. Ebenso wie alle anderen Körperzellen werden auch die Zellen, die unsere Zähne bilden, durch die Nährstoffe aus dem Blut ernährt. Auch sie verfügen, wie jede andere Zelle unseres Körpers, über erstaunliche Selbstheilungs- und Regenerationskräfte. Unsere Zähne sind andauernd darum bemüht, den durch Kau- und Beißbewegungen entstandenen Abrieb zu ersetzen und neue Zahnsubstanz zu bilden.

II. Ist Karies vielleicht doch heilbar?

Ist es Ihnen schon mal passiert, dass dunkle Stellen an den Zähnen plötzlich nicht mehr sichtbar waren, vorhandene Löcher nicht größer wurden und Sie die betroffenen Zähne nach wie vor voll einsetzen konnten? Mir jedenfalls schon. Auch mein Partner behauptet, dass er als Kind Karies durch seine Konzentration und Absichtskraft zum Verschwinden bringen konnte.

Eine gute Freundin versicherte mir, dass sie mit der Naturzahnbürste „Miswak", die in arabischen Ländern sehr bekannt ist, eine braune Stelle an einem Zahn ihres damals dreijährigen Kindes erfolgreich behandeln konnte. Auch hier wurde die betroffene Stelle wieder weiß. Zudem konnte ich bei den Kindern befreundeter Familien gleich mehrfach beobachten, wie sich braune und weiche Stellen an Milchzähnen der

Kinder wieder stabilisierten, vollkommen aushärteten und keine Probleme mehr bereiteten.

Der Zahnarzt Lars Hendrickson äußert sich in seinem Buch „Zahngesund – Wie Sie ohne Zahnarzt gesund bleiben" sogar dahingehend, dass Karies nur ohne Zahnarzt heilbar sei. Er schreibt, dass Karies durch Bakterien verursacht werde, deren Hauptnahrungsquelle aus Zucker und anderen einfachen Kohlenhydraten besteht. Sobald wir ihnen diese Nahrungsgrundlage durch eine entsprechende Ernährungsumstellung entziehen und die Bakterien gleichzeitig mit antibakterieller Mundhygiene bekämpfen, könne sich wieder eine gesunde Mundflora bilden. Die bereits bestehenden Kariesherde werden in ihrer Ausbreitung gestoppt, trocknen aus und können sich wieder regenerieren.

In Fachkreisen spricht man dann auch von „Karies sicca", einer ausgetrockneten Karies. In diesem Zustand sind die auslösenden Bakterien bereits verschwunden, es kommt zu einem Kariesstopp und das einzige, was bleibt, sind die dunklen Verfärbungen auf der wieder hart gewordenen und damit voll einsetzbaren Zahnoberfläche. Auch mir wurde an zwei hinteren Backenzähnen durch einen „gewöhnlich" arbeitenden Zahnarzt eine solche Karies diagnostiziert und als nicht behandlungsbedürftig eingeschätzt.

Der finnische Zahnarzt Kauko K. Mäkinen, der einige Studien mit dem antikariös wirkenden Birkenzucker „Xylit" durchgeführt hat, äußert sich dahingehend, dass selbst fortgeschrittene Karies ausheilen, erhärten und der betroffene Zahn wieder voll einsatzfähig werden kann. Solche Erscheinungen sind in den sogenannten Industrienationen natürlich äußerst selten, da Karies hier in der Regel bereits im Anfangsstadium weggebohrt wird.

Selbstverständlich brauchen Sie weder mir noch den Berichten von anderen Betroffenen zu glauben, das ist dank der Pionierarbeit von Dr. Price und Dr. Schnitzer auch gar nicht nötig. Diese Zahnforscher konnten anhand zahlreicher Fälle belegen, dass Karies geheilt bzw. zumindest gestoppt werden kann, selbst im weit fortgeschrittenen Stadium – und das allein durch eine entsprechende Umstellung der Ernährung!

Dr. Weston Price Forschungsergebnisse sind eindeutig: Die richtige Ernährung schützt vor Zahnverfall

Der in Amerika tätige Zahnarzt Dr. Weston Price, Jahrgang 1870, merkte schnell, dass das mechanische „Reparieren" kariöser Zähne zwar eine ästhetische Abhilfe schaffen kann, dadurch jedoch die Ursachen für den Zahnverfall nicht behoben wurde. Auch beobachtete er mit Schrecken, dass die Menschen in den sogenannten zivilisierten Ländern immer anfälliger für Gebisszerfall, Degenerationserscheinungen, Kriminalität und Geisteskrankheiten wurden. Er setzte sich zum Ziel, nach den Ursachen der verlorenen Gesundheit zu suchen. Und wo sonst sollte er sie finden, wenn nicht außerhalb der Zivilisation unter geschlossen lebenden Völkern, die noch im Einklang mit der Natur lebten.

Bereits im Rentenalter und ohne das Angebot von Linienflügen oder Internet machte er sich also auf die Suche nach traditionell lebenden Völkern, um mit seinen Forschungen beginnen zu können. Die Reise seines Lebens führte den Gesundheitspionier über mehrere Jahre hinweg durch die gesamte Welt zu den entlegensten Regionen.

Price besuchte die in Alaska lebenden Eskimos, reiste zu den in Kanada angesiedelten Indianern, lebte mit den Ureinwohnern Australiens, wohnte auf den Hochtälern der Schweiz in nur extrem schwer zugänglichen Dörfern, begutachtete die Maoris auf Neuseeland, stattete den Inselbewohnern der Südsee einen Besuch ab, begab sich nach Asien in den Regenwald, bereiste abgelegene Stämme in Afrika, machte Bekanntschaft mit den alten Kulturen von Peru und untersuchte auch die Hebriden auf ihre Lebensgewohnheiten.

Die Zeit stand gut für den Suchenden, der damals zu Beginn des 20. Jahrhunderts die wohl einmalige Chance hatte, auf Völkergruppen zu treffen, die gerade erst mit den Fortschritten der Zivilisation in Berührung kamen. So konnte er den direkten Vergleich anstellen zwischen denjenigen, die ihrer ursprünglichen Ernährungsweise bislang treu geblieben waren und denjenigen, die den Verlockungen der modernen Ernährungsindustrie nicht widerstehen wollten. Bereits damals eroberten weißes Mehl, Zucker und Konserven die Welt.

Seine Entdeckungen waren eindeutig: Dort, wo man sich noch ursprünglich und traditionell ernährte, war die Bevölkerung leistungsfähig, frei von Degenerationserscheinungen, nahezu immun gegen Karies, verfügte über korrekt ausgebildete Kiefer- und Beckenknochen. Diese Menschen waren nicht nur vollkommen gesund, sondern auch harmonisch in ihrer Erscheinung, freundlich, friedlich und guter Laune.

Ganz anders dagegen diejenigen, die aus ihren Dörfern in größere Städte umgesiedelt und so in Kontakt mit der Zivilisationskost gekommen waren. Hier gab es dieselben gesundheitlichen Probleme wie in Amerika, der Zahnverfall war teilweise dramatisch, die Gewaltbereitschaft und die allgemeine Unzufriedenheit stieg.

Bei all seinen Reisen machte Price peinlich genaue Forschungen. Er fotografierte die offenen Münder der Anwohner, nahm Proben ihrer Nahrung, die er in amerikanischen Labors analysieren ließ und überprüfte seine Erkenntnisse in zahlreichen wissenschaftlich angelegten Tier- und Menschenversuchen.

Immer wieder konnte er belegen, dass eine natürliche und vollwertige Ernährung, bestehend aus den verfügbaren Lebensmittelquellen, der jeweiligen Region, Gesundheit, Kraft und seelische Zufriedenheit spendete. Im Gegensatz dazu führten behandelte und raffinierte Nahrungsmittel wie weißes Mehl, Zucker oder Konserven aufgrund ihrer Armut an Vitalstoffen zu den typischen Zivilisationserkrankungen.

Die Beobachtungen von Price, der es unter seinen wissenschaftlichen Kollegen nicht leicht hatte, da diese den Faktor der Ernährung nur allzu gerne hinunter spielten, sind eindeutig: Gesundheit, Vitalität, Geistesklarheit und seelische Zufriedenheit stehen sehr stark mit der Art und Weise, wie wir uns ernähren in Verbindung!

Eine spannende Zusammenfassung der Forschungsergebnisse von Dr. Price sind in dem Buch „Gefährdete Menschheit – Ursache und Verhütung der Degeneration" von A. Haller nachzulesen. Obwohl viele Ernährungsgewohnheiten oft hartnäckig sind und wir sie nur ungern aufgeben, können wir nach dem Lesen dieses Buches nicht mehr behaupten, es nicht besser gewusst zu haben.

Ebenfalls interessant dazu folgender Vortrag „Was verursacht Karies? Zähne - Spiegel unserer Gesundheit 2/2" kostenlos anzusehen auf youtube unter: *www.youtube.com/watch?v=aZ-MaUZIXvI*

Doch nicht nur die Ernährung spielt beim Erhalt der Gesundheit eine wichtige Rolle, auch unser Geist hat einen nicht zu unterschätzenden Einfluss. Russischen Forschern soll die Wiederherstellung erkrankter Organe, inklusive dem Nachwachsen dritter Zähne, mittels einer Kombination von Mentaltechniken und Frequenzanwendungen gelungen sein. Näheres dazu bei youtube unter:

www.youtube.com/watch?v=b4mBYaImrUo

Nicht nur in Russland werden erstaunliche Resultate erzielt, was die Regeneration und das Nachwachsen von dritten Zähnen angeht. So ist es beispielsweise japanischen Wissenschaftlern gelungen, Stammzellen zu winzigen Zahnkeimen umzuprogrammieren, die eingepflanzt im Mund von Mäusen zu neuen Zähnen heranwuchsen.

www.welt.de/gesundheit/article7817419/Forscher-lassen-im-Kiefer-dritte-Zaehne-wachsen.html

Gleichzeitig haben es Forscher aus Kanada geschafft, dritte Zähne durch einen Chip, der Ultraschallwellen aussendet, wachsen zu lassen:

www.netdoktor.de/Gesund-Leben/Zaehne/Wissen/Zahnmedizin-die-Forschung-6052.html

Dieser Chip sollte bereits längst auf dem Markt eingeführt sein und auch mein Zahnarzt auf La Palma meinte, dass es bald so weit sein werde, dass man sich diesen Chip implantieren lassen könne, um das Wachstum von Zähnen anzuregen. Er meinte allerdings, dass diese Lösung vermutlich nicht für jeden in Frage käme, weil es mehrere Monate bis hin zu einigen Jahren dauern könne, bis ein Zahn auf diese Weise vollständig nachgewachsen sei. Viele Patienten würden selbst bei solchen Möglichkeiten, die „schnelle Lösung" mittels Brücke oder Zahnimplantat bevorzugen, so seine Einschätzung.

Beschäftigen wir uns im Folgenden also mit den verschiedenen Ansätzen zur Heilung von Karies und anderen Zahnerkrankungen.

Kapitel 4: Karies heilen durch zahnfreundliche Ernährung

Einer der entscheidenden Faktoren für Karies und andere Zahnerkrankungen liegt ganz klar in der Ernährung – und zwar unabhängig davon, ob wir der äußeren oder inneren Entstehungstheorie von Zahnerkrankungen folgen. Jeder, der seine Karies selbst heilen oder seine Zähne vor weiterem Verfall schützen möchte, steht also vor der Aufgabe, sich zahnfreundlich zu ernähren. Doch was bedeutet das genau?

I. Schädliches meiden

Da schnell verdauliche und leicht lösliche Kohlenhydrate wie Industriezucker und Auszugsmehle (Weißmehl aus Weizen oder helles Mehl aus Dinkel oder Roggen) sowohl nach der äußeren als auch nach der inneren Kariesentstehungstheorie zur Kariesbildung beitragen, sollte eine zahnfreundliche Ernährung so wenig zucker- und weißmehlhaltige Produkte beinhalten wie möglich.

Im Klartext heißt das:
1. Zucker meiden
Raffinierter Zucker (Haushaltszucker) und damit hergestellte Produkte wie Schokolade, Kekse, Kuchen, Desserts, Puddings, Ketchup, Fertiggerichte, Softgetränke (inkl. zuckerfreie Lightgetränke wegen der darin enthaltenen Phosphor*säure*), Bonbons, Kaugummis usw. meiden, stattdessen auf zahnfreundliche Süßungsmittel wie Xylit, Stevia oder Erythrit zurückgreifen.

Bitte beachten: Raffinierter Zucker ist weiter verbreitet als man glaubt. Aufgrund der zahlreichen Synonyme, die Lebensmittelhersteller für Zucker verwenden, ist es als Verbraucher nicht einfach zu erkennen, ob ein Produkt Zucker enthält. Daher habe ich eine Liste für Sie zusammengestellt mit Begrifflichkeiten hinter denen sich Zucker verstecken kann:

Zucker kann sich verbergen hinter Begriffen wie:

- Apfelsüße
- Basterdzucker
- Dextrine (Vorstufe zu Traubenzucker)
- Dextrose/Glukose/Traubenzucker
- Fruchtsaftkonzentrat
- Fruktose (Fruchtzucker)
- Fruktose-Glukose-Sirup
- Fruktosesirup
- Galaktose
- Gelierzucker
- Gerstenmalz
- Glukose-Fruktose-Sirup
- Glukosesirup
- Hagelzucker
- Haushaltszucker
- Hexosen
- Honig
- Inulin
- Instantzucker
- Invertzucker (Gemisch aus Frucht- und Traubenzucker)
- Kandiszucker
- Karamell
- Karamellsirup
- Laktose/Milchzucker
- Maissirup
- Maltodextrin (Stärkeabbauprodukt)
- Maltose/Malzzucker
- Malzextrakt
- Melasse
- Molke
- Oligofruktose
- Polydextrose
- Puderzucker
- Raffinade
- Raffinose
- Rohrzucker
- Rohrohrzucker
- Rübenzucker
- Saccharose
- Sirup
- Stärkesirup
- Süßmolkenpulver
- Traubensüße
- Vanillezucker
- Vanillinzucker
- Vollrohrzucker
- Weißzucker
- Würfelzucker

Diese Liste ist sicher nicht vollständig, soll Ihnen jedoch einen kleinen Eindruck vermitteln, hinter wie vielen Begrifflichkeiten sich Zucker verbergen kann.

Ist jeder Zucker gleich schädlich?

Die schädliche Auswirkung von Haushaltszucker (Saccharose) auf die Zähne ist sehr gut belegt. Zucker ist das Hauptnahrungsmittel von kariesbildenden Bakterien. Je öfter unsere Zähne mit Haushaltszucker und zuckerhaltigen Produkten in Berührung kommen und je stärker diese an den Zähnen anhaften und kleben, desto rascher kann sich die Zahnfäule ausbreiten. Bonbons, Gummibären, Trockenfrüchte und andere Süßigkeiten sind daher besonders kariesfördernd, genauso wie süße Getränke und Limonaden.

Auch brauner Zucker, Rohrohrzucker und Vollrohrzucker sind für eine zahnfreundliche Ernährung nicht geeignet.

Doch nicht nur Saccharose (eine Verbindung aus einem Molekül Traubenzucker und einem Molekül Fruchtzucker) kann zu Karies führen, auch reiner Trauben- oder Fruchtzucker können von Kariesbakterien verstoffwechselt werden. Aus diesem Grund sind Fruchtsäfte und vor allem klebrige Trockenfrüchte aufgrund ihres hohen Gehalts an Fruchtzucker ebenso ungünstig für die Zahngesundheit, wie Produkte, die mit Glukose (Traubenzucker) oder Fruktose (Fruchtzucker) gesüßt wurden.

Was ist mit natürlichen Süßungsmitteln?

Natürliche Süßungsmittel, wie z. B. Agaven-, Ahornsirup, Kokosblütennektar, Dicksäfte, Vollrohrzucker oder Honig, enthalten geringe Mengen an Mineralstoffen und Spurenelementen und sind daher zumindest aus der Sicht der inneren Entstehungstheorie (Stichwort Übersäuerung) deutlich empfehlenswerter als raffinierte Süßungsmittel. Allerdings können auch sie Kariesbakterien als Nahrung dienen und sollten daher bei bereits geschädigten Zähnen äußerst sparsam eingesetzt oder – falls möglich – zumindest eine Zeit lang komplett vermieden werden.

Tipp: Basische Mundspülungen

Wer es nicht schafft, Zucker oder andere Nahrungsmittel und Getränke, die im Mund Säuren bilden, vollständig wegzulassen, sollte den Mundraum nach dem Verzehr zumindest mit einer basisch wirkenden Lösung ausspülen. Solche Spülungen neutralisieren die Säure im Mundbereich und sorgen dafür, dass die Kariesbakterien sich nicht ausbreiten können.

Dazu löst man eine Messerspitze Basenpulver seiner Wahl in etwas Wasser auf und spült damit für 5 – 15 Minuten den gesamten Mundraum, insbesondere die Zahnzwischenräume. Man kann das Pulver auch einfach auf die Zahnbürste geben und dann wie gewohnt die Zähne putzen. Allerdings sollte man damit nach dem Verzehr säurehaltiger Speisen und Getränke mindestens eine halbe Stunde warten, weil der Zahnschmelz durch die Säuren aufgeweicht ist und ein mechanisches Säubern der Zähne ihn auflösen kann.

Statt des zumeist chemisch hergestellten Kaiser Natron, das recht aggressiv wirkt und eventuell auch Schaden anrichten kann, würde ich eher natürliches Kalziumkarbonat (auch Schlämmkreide genannt), Sangokorallenpulver oder das Basenpulver Minerot®-Oetinger empfehlen. Damit lassen sich Säuren ebenfalls neutralisieren, aber auf sanfte und natürliche Art Weise.

Ich verwende Basenpulver nach jedem Essen, denn es neutralisiert entstehende Säuren und Mundgeruch und gibt mir ein gutes Gefühl.

2. Weißmehl meiden

Waren aus Weißmehl, wie fast sämtliche der heute hergestellten Backwaren (Brot, Brötchen, Toast, Nudeln, Pizza, Kuchen, Kekse, Gebäck,

Brezeln, Teilchen usw.), sollte man ebenfalls besser meiden und stattdessen lieber Vollkornprodukte verwenden.

Doch auch bei Vollkornprodukten gilt zu beachten, dass laut Aussagen des Zahnarztes Dr. Johann Schnitzer nur solche, die aus keimfähigem Getreide, das vor seinem Verzehr frisch gemahlen wurde, als zahnfreundlich einzustufen sind. Wer auf Brot nicht verzichten möchte, müsste im Idealfall sein Brot aus frisch gemahlenem und keimfähigem Getreide selbst backen.

Gemäß der Theorie der äußeren Entstehung von Karies wären dies bereits die hauptsächlichen Übeltäter. Bei bereits stark kariösen Zähnen können nach der Ansicht von Experten auch – wie bereits erwähnt – natürliche Süßungsmittel wie Honig, Dicksäfte oder Sirups schädlich wirken. Selbst sehr säurehaltige oder süße Früchte sollen bei schlechten Vorbedingungen Karies auslösen bzw. verschlimmern können und sollten, zumindest in konzentrierter Form, gemieden bzw. nur selten gegessen werden. Dazu zählen Zitrusfrüchte, Bananen, Trockenfrüchte sowie kernlose Hybridzüchtungen von Obstsorten wie Weintrauben und Wassermelonen. Neuen Untersuchungen zufolge sollen auch Chips, Pommes Frites und andere frittierte Dinge die Entstehung von Karies begünstigen.

Mit einem solchen Ernährungskonzept haben zumindest Dr. Béguin und Dr. Johann Georg Schnitzer erstaunliche Resultate bei der Wiederherstellung der Zahngesundheit erzielt.

Folgt man dagegen der Theorie der inneren Entstehung von Karies, müsste neben der Vermeidung stark säurebildender Nahrungs- und Genussmittel auch auf eine mineralstoffreiche und basenbildende Ernährung geachtet werden. Säurebildner wie tierische Produkte, Alkohol, Koffein, Getreide (inklusive Vollkorngetreide) sowie körperlicher oder emotionaler Stress müssten ebenfalls umgangen werden, da sie den körpereigenen Mineralstoffvorrat des Körpers plündern und so der

Struktur der Zähne von innen schaden können. Eine basenbildende Ernährung besteht aus vollwertigen und möglichst unverarbeiteten Lebensmitteln und enthält einen hohen Rohkostanteil.

Mehr Infos zum Thema basenbildende Ernährung inklusive einer Auflistung verschiedener Lebensmittel finden Interessierte auf unserer Website *www.inspiriert-sein.de*.

II. Mineralstoffreich essen

Wenn wir der These Glauben schenken, dass sich Zähne, ebenso wie alle anderen Zellen in unserem Körper, von innen heraus über die Zufuhr von Nährstoffen regenerieren können, müssten wir genügend Stoffe zuführen, die die Bildung von Zahnsubstanz unterstützen.

Zähne bestehen hauptsächlich aus dem kristallinen Hydroxylapatit ($Ca5(PO4)3(OH)$), das wiederum überwiegend aus Kalzium und Phosphat zusammengesetzt ist. Da diese Stoffe vor allem in tierischen Produkten vorhanden sind, empfiehlt der Zahnforscher Weston Price regelmäßig Eier, Rohmilch und daraus hergestellte Produkte sowie Fleisch von grasenden Tieren zu essen. Auch Lebertran, Butterschmalz und Knochenbrühe zählen laut Price und dessen Anhänger Ramiel Nagel zu einer zahnfreundlichen Ernährung.

Andere Experten wie Dr. Schnitzer und Dr. Joachim Mutter betonen dagegen die Vorteile einer vegetarischen bzw. veganen Ernährungsweise für die Zahngesundheit.

→ Tierprodukte oder vegane Ernährung?

Wer sich mit dem Thema „Karies selbst heilen" beschäftigt, stößt früher oder später auf das Buch „Karies heilen" von Ramiel Nagel. In beeindruckender Weise schildert der Autor, wie er seine kleine Tochter vor zahnärztlichen Eingriffen bewahren konnte und zwar allein durch die Umstellung der Ernährung. Nagel betont dabei, wie wichtig es sei, Fleisch und andere tierische Produkte zu essen, und beruft sich dabei auf die Forschungsergebnisse des Zahnarztes Dr. Price.

Dr. Price hat zu Beginn des 20. Jahrhunderts etliche Reisen durch die ganze Welt unternommen, um dem Geheimnis der Gesundheit von ursprünglich lebenden Völkern auf die Spur zu kommen. Laut Nagel haben sämtliche von Price entdeckten gesunden Völker viele tierische Produkte gegessen.

Als jemand, dem die Vorzüge einer veganen Ernährung mehr als einleuchten, haben mich diese Aussagen von Ramiel Nagel zunächst einmal sehr verunsichert. Denn ich möchte mich nicht damit anfreunden, regelmäßig Eier, Milch oder gar Fleisch essen zu müssen, um die Gesundheit meiner Zähne zu erhalten.

Unzählige Fragen schossen mir durch den Kopf. Brauchen wir wirklich tierische Lebensmittel, um unsere Gesundheit, insbesondere die unserer Zähne, zu erhalten und wieder herzustellen? Ich habe mich gefragt, was in tierischen Produkten wohl enthalten sein mag, das pflanzliche Lebensmittel nicht bieten. Was macht tierische Nahrungsmittel angeblich so einzigartig? Bei den Recherchen dieser Fragen bin ich auf interessante Hinweise gestoßen.

Alles, was wir vom Tier zu uns nehmen, stammt letztendlich von Pflanzen. Die Kuh frisst Gras, das Huhn pickt Körner und auch Schweine, Ziegen und Schafe fressen von Natur aus pflanzliches Futter. Das bedeutet also im Klartext, dass in tierischen Produkten nichts enthalten sein kann, was die Pflanze nicht sowieso bereits liefert.

Glücklicherweise wurde ich in dieser Theorie durch den Arzt und Zahnarzt Dr. Mutter bestärkt. Er hält es nicht nur für überflüssig tierische Produkte zu essen, sondern sogar für äußerst bedenklich. Mutters Devise lautet, dass man so viel grüne Pflanzenkost wie möglich, im Idealfall aus Wildwuchs, in die tägliche Ernährung einbeziehen sollte. Denn im Grün der Pflanzen stecken deutlich mehr Vitalstoffe als in jedem anderen Nahrungsmittel.

Basierend auf der Lektüre von „Gefährdete Menschheit", in dem die Forschungsergebnisse des Zahnarztes Dr. Price zusammengetragen wurden, möchte ich erwähnen, dass Price bei seinen Reisen so gut wie nie auf rein vegan lebende Völker gestoßen ist. Allerdings besuchte er Urvölker in tropischen Ländern, die sich fast ausschließlich von pflanzlichen Lebensmitteln ernährten und nur etwa alle drei Monate Produkte aus dem Meer zu sich nahmen. Auch diese Menschen waren gesund und nahezu frei von Zahnschäden.

Als Grund für den gelegentlichen Fischkonsum gab das Volk an, dass es dadurch einer Kropfbildung, sprich einem Jodmangel, vorbeugen wolle. Der Bedarf an Jod lässt sich glücklicherweise auch durch den Verzehr von Pflanzenkost, zum Beispiel durch den Verzehr von jodhaltigen Algen, decken.

Ich wüsste also nicht, was dagegen spricht, eine zahnfreundliche Ernährung aus veganen Lebensmitteln zusammenzustellen.

1. Welche Mineralien und Vitamine brauchen gesunde Zähne und wo bekommen wir sie her?

Für gesunde Knochen und Zähne sind nach heutigen Erkenntnissen zumindest folgende Mineralien und Vitamine wichtig:

- Kalzium
- Magnesium
- Phosphor
- Vitamin D
- Vitamin K
- Vitamin A

- Bor
- Kupfer
- Mangan

a) Kalzium

Kalzium ist ein wichtiges Mineral für die Gesundheit von Knochen und Zähnen. Schließlich besteht dieses Hartgewebe vorwiegend aus Kalzium. Insgesamt befindet sich rund ein Kilogramm Kalzium in unserem Körper. 99 Prozent davon sind in den Knochen und Zähnen eingelagert. Das restliche Prozent befindet sich in unseren Zellen und den Zellzwischenräumen.

Wer seine Zahngesundheit erhalten möchte, sollte also auf eine ausreichende Versorgung mit Kalzium achten. Allerdings kann es gefährlich sein, dieses Mineral in Form einer isolierten Nahrungsergänzung zuzuführen. Besser ist es, Kalzium über frische Lebensmittel zu sich nehmen.

Im Gegensatz zur weitläufig verbreiteten Meinung, bei Milch und Milchprodukten wie Joghurt, Quark und Käse handele es sich um gute Kalziumquellen, können diese in Wahrheit aufgrund ihres hohen Phosphatgehalts dem Körper sogar Kalzium rauben. Allenfalls das Kalzium aus Rohmilchprodukten von Weidetieren kann von menschlichen Zellen verwertet werden, da hier anders als bei homogenisierten und pasteurisierten Milchprodukten, wie sie heute üblicherweise angeboten werden, weder die für die Verdauung wichtigen Enzyme noch die natürliche Molekularstruktur der Inhaltsstoffe zerstört wurde.

Doch auch das ist kein Grund zu tierischen Produkten zu greifen, denn glücklicherweise kann man seinen Kalziumbedarf auch durch pflanzliche Lebensmittel decken. Zu den pflanzlichen Lebensmitteln, die einen hohen Kalziumgehalt mit einer sehr guten Bioverfügbarkeit haben, gehören:

Brokkoli – Fenchel – Kohl – Blattgemüse – Löwenzahn – Mandeln – schwarzer Sesam – Petersilie – Kresse – Amaranth – Bohnen – getrocknete Feigen – Wildkräuter – durch Kalziumsulfat gewonnene Tofuprodukte

→ **Wie viel Kalzium braucht der Mensch?**

Mittlerweile ist bekannt, dass bestimmte Stoffe, die vor allem in tierischen Produkten, insbesondere in Milchprodukten und Fleisch vorkommen, die Kalziumaufnahme erschweren. Deshalb fallen die Empfehlungen für eine optimale Kalziummenge in den Ländern, in denen gewöhnlich viele Milchprodukte und Fleisch verzehrt werden, entsprechend höher aus. Deutschland und Österreich empfehlen für Erwachsene 1000 mg Kalzium pro Tag, die USA 800 mg und asiatische Länder wie Japan und Korea, in denen der Verzehr von Milchprodukten traditionell gering ausfällt, nur 600 mg pro Tag.

→ **Wie viel Kalzium steckt in welchem Lebensmittel?**

Lebensmittel	Gehalt an Kalzium in mg auf 100 g
schwarzer Sesam	2000
Gouda	800
heller Sesam	800
Camembert mit 45 % Fettanteil	570
Mozarella und Feta	450
Möhren	260
Mandeln	250
Feigen	250
mit Kalziumsulfat gewonnener Tofu	250

Grünkohl	250
Rukola	160
Eier	125
Milch	120
Brokkoli	110
Bohnen	105
Magerquark	90

→ **Tipp: Wasser trinken für gesunde Zähne!**
Das Wasser, das wir trinken, sorgt nicht nur dafür, dass Nährstoffe zu den benötigten Stellen transportiert und Abfallstoffe zu den Ausscheidungsorganen weitergeleitet werden, sondern spielt auch für die Energiegewinnung eine tragende Rolle.

Wenn Wasser an den Zellmembranen vorbei fließt, erzeugt der dabei entstehende osmotische Fluss eine hydroelektrische Energie, die zunächst umgewandelt und dann in Form von Adenosintriphosphat (ATP), einem sozusagen lebendigen Zellbatteriesystem, gespeichert wird.

Wenn nicht ausreichend Wasser zur Verfügung steht, muss der Körper andere Wege finden, um ein Mindestmaß an Energie bereitzustellen. Über das sogenannte endoplasmatische Retikulum fängt der Körper dann Kalziumatome ein. Bei der Spaltung von zwei Kalziumatomen wird dann eine Einheit ATP (und damit Energie) freigesetzt.

Das heißt also im Klartext: Wenn wir zu wenig trinken, steigt das Risiko, dass der Körper für die Energiegewinnung auf das Einfangen und Abspalten von Kalziumatomen zurückgreift. Und da Kalzium vor allem in unseren Knochen und Zähnen steckt, kann unsere Zahngesundheit auch durch einen Wassermangel bedroht werden. Um Zahnverfall vorzubeugen bzw. zu stoppen sollte man daher immer auch auf seinen Wasserhaushalt achten.

Kalziumhaltiges Wasser kann übrigens nur dann helfen, die Kalziumvorräte aufzufüllen, wenn das Wasser über eine hexagonale Struktur verfügt, also die Wassermoleküle in Form eines Sechsecks miteinander verbunden sind. Nur dann kann der Körper die im Wasser enthaltenen Mineralien auch verstoffwechseln. Je geringer die hexagonale Struktur des Wasser umso schwerer werden die Mineralien vom Körper als solche erkannt und entweder ausgeschieden oder als Schlacken abgelagert.

Artesisches Quellwasser, wie man es sich mancherorts kostenlos abfüllen oder im Handel z. B. unter den Namen Plose, Lauretena oder St. Leonhardsquelle kaufen kann, verfügt noch über diese natürlicherweise vorhandene hexagonale Struktur, während Leitungswasser und die meisten Mineralwässer durch Beförderung mit Druck, Behandlung mit Ozon oder Beisetzung von Kohlensäure leider in ihrer natürlichen Struktur beschädigt wurden. Hexagonal strukturiertes Wasser kann man sich durch entsprechende Vorkehrungen auch selbst zu Hause aus Leitungswasser herstellen. Mehr Infos zu diesem spannenden und extrem wichtigen Thema finden Sie auf unserer Seite *www.inspiriert-sein.de.*

b) Magnesium

Auch Magnesium ist ein Bestandteil der Knochen und Zähne. Dieses Mineral unterstützt zudem die Übertragung von Nervenimpulsen und ist wichtig für die Muskelkontraktion. Obwohl unser Körper mit etwa 28 Gramm vergleichsweise nur wenig Magnesium enthält, ist dieses Mineral nicht weniger wichtig für unsere Gesundheit.

Magnesium regelt die Energieübertragung zwischen den Zellen und die Energiebildung im Zellinneren, unterstützt die Fettverbrennung, stärkt das Immunsystem und ist ebenfalls wichtig für die Gesundheit unserer Knochen und Zähne. Auch Nerven und Muskeln und viele Enzyme sind abhängig von einer ausreichenden Zufuhr an Magnesium.

Leider ist ein Magnesiummangel heute weit verbreitet ist. Es lohnt sich daher auf eine magnesiumreiche Ernährung zu achten. Magnesium kommt vor allem in pflanzlichen Lebensmitteln vor. Als besonders magnesiumreich gelten Vollkornprodukte, Sesam, Soja und die meisten Kräuter.

→ **Wie viel Magnesium braucht der Mensch?**
Die empfohlene Tagesdosis Magnesium für einen Erwachsenen liegt bei 350 mg.

→ **Wie viel Magnesium steckt in welchem Lebensmittel?**

Lebensmittel	Gehalt an Magnesium in mg auf 100 g
schwarzer Sesam	520
Weizenkleie	490
Sonnenblumenkerne	420
heller Sesam	340
Weizenkeime	285
Cashewnüsse	270
Sojabohnen	220
Weiße Bohnen	140
Haferflocken	140
Mehrkornbrot	70

→ **Das Kalzium-Magnesium-Verhältnis muss stimmen!**
Wer glaubt, er könne seinen Bedarf an Kalzium oder Magnesium durch die Einnahme isolierter Mineralstoffpräparate decken, der täuscht sich.

Damit unser Körper diese beiden Mineralstoffe aufnehmen kann und sie ihre volle Wirkung entfalten können, müssen sie gleichzeitig und in einem Verhältnis von zwei Teilen Kalzium auf ein Teil Magnesium zugeführt werden. Denn keiner dieser beiden Mineralstoffe kann seine Aufgabe ohne Vorhandensein des anderen erfüllen.

Zusammen mit Magnesium reguliert Kalzium den Wasserhaushalt in unseren Zellen, sorgt für die Reizweiterleitung der Nerven, gleicht den Herzschlag aus und bildet den Baustein vieler Enzyme und Hormone. Die isolierte Einnahme eines dieser beiden Mineralien kann sogar mehr schaden als nutzen.

→ Meine Empfehlung: Sango Koralle
Die Sango Meeres Koralle liefert ein für den menschlichen Körper ideales Kalzium-Magnesium-Verhältnis von etwa 2 : 1.

Nur 2,5 g dieses Pulvers versorgen uns mit mehr als 500 mg Kalzium und 280 mg Magnesium in hochwertigster Form. Der Tagesbedarf von Kalzium liegt bei 1000 mg und wird damit bereits zur Hälfte gedeckt. Die tägliche Verzehrempfehlung von 300 – 400 mg Magnesium wird dabei sogar fast vollständig erreicht.

Darüber hinaus enthält die Sango Meeres Koralle **über 70 Mineralstoffe und Spurenelemente** wie Bor, Eisen, Germanium, Kalzium, Kupfer, Magnesium, Silizium und Wismut, und zwar in einer Form, die vom menschlichen Körper besonders gut verwertet werden kann.

Dadurch hat die Sango Meeres Koralle einen positiven Effekt auf die Blutbildung, stärkt das Immunsystem, beugt Schilddrüsenerkrankungen vor, sorgt für glänzende Haare, stabile Fingernägel, hilft die Blutfettwerte zu senken, erhöht die Sensibilität der Zellen für Insulin und kann daher für Diabetiker hilfreich sein.

Die vielen basisch wirkenden Inhaltsstoffe der Sango Meeres Koralle helfen uns, den heute oftmals in den sauren Bereich abgerutschten Säure-Basen-Haushalt auszugleichen und entziehen damit vielen sogenannten Zivilisationskrankheiten den Nährboden. Das macht das Pulver der Sango Meeres Koralle so wertvoll für die Struktur, den **Aufbau und** die **Regeneration von Knochen, Geweben** und **Zähnen.**

Mehr Infos und Bestellmöglichkeit finden Sie zum Beispiel auf unserer Internetseite *www.inspiriert-sein.de* unter dem Button Empfehlungen und dann Nahrungsergänzungen.

c) Phosphor

Phosphor ist an vielen Prozessen im Körper beteiligt und spielt eine wichtige Rolle für die Energiegewinnung. Unser Körper enthält etwa 700 g Phosphor, von denen etwa 80 Prozent in Verbindung mit Kalzium in Knochen und Zähnen eingebunden sind. Der Rest befindet sich in Muskeln, im Blut und unseren Organen.

Knochen und Zähne bestehen also nicht nur aus Kalzium, sondern auch aus Phosphor. Daher werden phosphorreiche Lebensmittel wie Fleisch und Wurst oft als wertvoll für die Gesundheit von Knochen und Zähnen angepriesen, obwohl sie, wie wir gleich erfahren werden, den Körper übersäuern und dadurch zum Kalziumräuber werden.

→ **Wie viel Phosphor braucht der Mensch?**
700 mg Phosphor decken laut der DGE den Tagesbedarf eines Erwachsenen ab.

→ **Auf das richtige Verhältnis an Kalzium und Phosphor kommt es an!**
Allerdings gilt zu beachten, dass ein Zuviel an Phosphor zum Kalziumräuber werden kann. Im Körper wird Phosphor sauer verstoffwechselt

und kann daher dazu führen, dass verstärkt das basisch wirkende Kalzium aus Knochen und Zähnen für seine Neutralisation entzogen wird.

Für unsere Zahngesundheit sollten wir mindestens so viel Kalzium zu uns nehmen wie Phosphor. Das erreichen wir vor allem durch pflanzliche Lebensmittel. Fleisch, Wurst und insbesondere Fertiggerichte, Fast Food, Süßigkeiten und Colagetränke, die oft mit Phosphor angereichert werden, können zu einem für uns ungünstigen Kalzium-Phosphat-Verhältnis von 1 : 8 und mehr führen.

Da Phosphor praktisch in jedem Lebensmittel enthalten ist und in vielen Fertiggerichten als Stabilisator oder Verdickungsmittel als E338, E339, E340, E341 oder E345 zugesetzt wird, ist ein Mangel heute eher selten. Problematischer ist dagegen, dass die meisten von uns Lebensmittel mit einem ungünstigen Kalzium-Phosphat-Verhältnis essen, und daher ein Überschuss sehr häufig vorkommt.

Viel Phosphor enthalten eiweißreiche, tierische Produkte wie Fleisch, Fisch, Eier sowie Milch und Milchprodukte. Aber auch Getreide und Hülsenfrüchte sind reichhaltige Phosphor-Quellen. Relativ phosphorarm sind hingegen Gemüse und Obst.

→ **Das Kalzium-Phosphat-Verhältnis einzelner Lebensmittel**

Lebensmittel	Kalzium (mg/100 g)	Phosphat (mg/100 g)	Kalzium-Phosphat-Verhältnis
Kresse	214	38	ca. 5 : 1
Grünkohl	212	87	ca. 2,5 : 1
Petersilie	179	87	ca. 2 : 1
Spinat	126	55	ca. 2,2 : 1
Naturjoghurt	120	100	ca. 1,2 : 1
Feta	500	400	ca. 1,2 : 1
Edamer	793	198	ca. 1 : 1
Ab hier wird es kritisch			

Schokolade	214	242	ca. 1 : 1,2
Schmelzkäse	600	1100	ca. 1 : 1,9
Weißbrot	50	100	ca. 1 : 2
Cola	4	14	ca. 1 : 3,5
Thunfisch	40	200	ca. 1 : 5
Pommes	20	105	ca. 1 : 5
Bier	4	28	ca. 1 : 7
Rindfleisch	13	195	ca. 1 : 15
Hähnchen	12	200	ca. 1 : 16
Schweinefleisch	9	172	ca. 1 : 19

→ **Tipp: Achtung vor phytinsäurehaltigen Lebensmitteln**
Warum wir Nüsse und Hülsenfrüchte für unsere Zahngesundheit besser meiden oder entsprechend vorbereiten sollten
Einige Pflanzen bilden Phytinsäure, um sich gegen den Verzehr von Fressfeinden zu schützen. Außerdem dient Phytinsäure als Speicher für Phosphat. In den Schalen von Getreide, Samen, Nüssen und Hülsenfrüchten, allen voran in Erbsen, Hafer, Mais, Mandeln, Paranüssen und Soja, ist besonders viel Phytinsäure enthalten.

Da Phytinsäure Mineralstoffe wie Kalzium, Magnesium und vor allem Eisen und Zink binden und für die Verdauung unzugänglich machen kann, kann ein zu hoher Verzehr phytinsäurehaltiger Lebensmittel schlecht für die Zahngesundheit sein. In kleinen Mengen dagegen wirkt Phytinsäure antioxidativ, schützt vor Krebs und hat eine regulierende Wirkung auf den Blutzucker.

Wer regelmäßig Getreide, Hülsenfrüchte oder Ölsaaten wie z.B. Sesam isst, sollte daher die Lebensmittel vor dem Verzehr über Nacht einweichen. Dadurch wird der Keimprozess in Gang gesetzt, wodurch das in den Pflanzen enthaltene Enzym Phytase aktiviert wird, das einen Großteil der Phytinsäure neutralisiert. Das Einweichwasser anschließend bitte wegschütten und nicht verwenden. Die Samen kurz unter fließendem Wasser abspülen und wie gewohnt verarbeiten.

Auch die Einnahme von Nahrungsergänzungsmitteln mit der probiotischer Lactobacillaceae können helfen, mehr Phytase zu bilden, um den Gehalt an Phytinsäure in Nahrungsmitteln zu reduzieren und dadurch einem Nährstoffmangel entgegenzuwirken.

Extratipp: Kokosöl für gesunde Zähne

Kokosöl enthält gleichzeitig Kalzium, Magnesium und Phosphor in einer für den menschlichen Körper sehr gut verwertbaren Form, die für den Aufbau von Zahnschmelz gebraucht werden. Kokosöl kann daher in einer zahngesunden Ernährung eine wichtige Rolle spielen. Dabei bitte auf naturbelassenes Kokosöl in Rohkostqualität achten.

---

d) Vitamin D

Vitamin D hat eine Schlüsselfunktion für unsere Gesundheit, weil es an unzähligen Regulierungsvorgängen beteiligt ist. Auch für die Zahngesundheit spielt dieses Vitamin eine entscheidende Rolle.

Damit Kalzium in Knochen und Zähne eingebaut werden kann, braucht der Körper Vitamin D und Vitamin K. Nur, wenn diese beiden Vitamine ebenfalls ausreichend vorhanden sind, kann das aufgenommene Kalzium entsprechend verwertet werden. Ansonsten irrt das Kalzium ziellos im Körper herum und lagert sich an ungünstigen Stellen wie z. B. in den Blutgefäßwänden ab. So steigt das Risiko für Arteriosklerose und Herzinfarkt. Nur, wenn auch gleichzeitig Vitamin K und Vitamin D zugeführt werden, kann eine kalziumreiche Ernährung ihren Nutzen entfalten.

Wenn nur einer dieser Stoffe fehlt oder in unzureichender Menge vorhanden ist, kommt es zu Störungen bei der Reparatur von Knochen und Zähnen, und weitere Schäden sind absehbar. Wir haben daher die Wahl auf eine Ernährung zu achten, die ausreichend Kalzium, Vitamin D und K liefert oder auf entsprechende Ergänzungspräparate zurückzugreifen.

Vitamin D ist streng genommen eigentlich ein Hormon, das unser Körper mithilfe von Sonneneinstrahlung selbst bilden kann. In den Sommermonaten reicht ein Sonnenbad von etwa 20 Minuten aus, um die nötige Menge Vitamin D zu bilden. Dabei sollte man so viel freie Haut wie möglich zeigen und die wichtigen Sonnenstrahlen nicht durch ein Sonnenschutzmittel abblocken.

Leider reicht die Sonneneinstrahlung in der nördlichen Hemisphäre in den Wintermonaten nicht aus, um den Bedarf zu decken. Dann ist es wichtig, ausreichend vitamin-D-haltige Lebensmittel zu konsumieren. Eventuell kann auch die Einnahme entsprechender Ergänzungsmittel bzw. die Bestrahlung mit speziellen UV-Lichtlampen sinnvoll sein, um die Versorgung mit diesem für die Knochenbildung wichtigen Hormon zu gewährleisten.

→ Wie viel Vitamin D braucht der Mensch?
Der Tagesbedarf an Vitamin D wird auf 2000 – 5000 Internationale Einheiten (IE) bzw. 75 – 125 µg geschätzt, wovon ein Großteil über die Sonne und im Schnitt nur etwa 160 IE (4 µg) über die Nahrung aufgenommen werden. Da Vitamin D gespeichert werden kann, kann in sonnenarmen Monaten ein Teil des Bedarfs aus den körpereigenen Speichern im Fettgewebe gedeckt werden. Die Deutsche Gesellschaft für Ernährung rät in unseren Breitengraden durch die Einnahme von 800 IE (20 µg) über Vitamin-D-Präparate einem Mangel in den Wintermonaten vorzubeugen.

Andere Experten betrachten diese Empfehlungen jedoch als zu niedrig und raten zu einer Erhaltungsdosis von 1500 – 2000 IE (37 – 50 µg) täglich.

→ Woher bekomme ich genug Vitamin D?

(1) Sonnenlicht

Im Idealfall reicht die Sonnenstrahlung aus, damit unser Körper ausreichend Vitamin D bilden kann. Dazu sollte man jeden Tag so leicht bekleidet wie möglich 20 – 30 Minuten in die pralle Sonne gehen. So kann der Körper bis zu 10.000 IE Vitamin D produzieren.

Allerdings sollte man sich langsam an die Sonneneinstrahlung gewöhnen, um keinen Sonnenbrand zu riskieren. Auf Sonnencreme sollte man dabei verzichten, da diese die Bildung von Vitamin D blockiert. Bereits ab einem Lichtschutzfaktor von 8 kann kein Vitamin D mehr hergestellt werden.

Nördlich des 37. Breitengrades reicht die Sonneneinstrahlung in den Wintermonaten von Oktober bis März in der Regel nicht für eine ausreichende Vitamin-D-Bildung aus. Dann trifft die Sonne in einem zu flachen Winkel durch die Atmosphäre, wodurch ein Großteil der vitamin-D-bildenden UV-Strahlung herausgefiltert wird.

Als Faustregel gilt: Ist der Schatten des Körpers kleiner als die tatsächliche Körpergröße, enthält das Sonnenlicht ausreichend UV-Strahlung für eine Vitamin-D-Bildung. Ist der Schatten größer, kann kein Vitamin D hergestellt werden.

Außerdem gilt, dass dunkle Hauttypen länger in der Sonne verweilen müssen als hellhäutige und rothaarige Menschen, um die gleiche Menge Vitamin D zu bilden. Und je älter man wird, umso mehr kann die Produktion von Vitamin D insgesamt eingeschränkt sein.

(2) Ernährung

Auch, wenn Sonnenlicht die Hauptrolle bei der Versorgung mit Vitamin D spielt, kann man über eine gezielte Nahrungsmittelauswahl seinen Vitamin-D-Pegel positiv beeinflussen. Dabei können Lebensmittel zwei verschiedene Formen von Vitamin D enthalten. Während tierische Produkte, Pilze und Flechten das auch im menschlichen Körper natürlich vorkommende Vitamin D3 (Colecalciferol) enthalten, liefern andere pflanzliche Nahrungsmittel Vitamin D2 (Ergocalciferol), das so im Körper nicht vorkommt, aber in die aktive Vitamin-D-Variante umgewandelt werden kann.

→ **Wie viel Vitamin D ist in welchem Lebensmittel?**

Lebensmittel	D2 oder D3	Vitamin-D-Gehalt in µg pro 100 g	Vitamin-D-Gehalt in IE pro 100 g
Lebertran	D3	300	12000
Hering	D3	25	1000
Aal	D3	20	800
Lachs	D3	16	640
Avocado	D2	5	200
Steinpilze	D2	3	120
Ei	D3	2,9	116
Champignons	D2	2	80
Rinderleber	D3	1,7	68
Gouda	D3	1,3	52
Butter	D3	1	40

Bitte beachten: Auch, wenn die Liste der vitamin-D-haltigen Nahrungsmittel von tierischen Produkten angeführt wird, kann ich ihren Verzehr aus Mitgefühl gegenüber Tieren und Umwelt nicht empfehlen. Insbesondere vegan lebende Menschen sollten daher auf ausreichend Sonneneinstrahlung achten bzw. geeignete Nahrungsergänzungen zu sich nehmen.

(3) Vitamin-D-Präparate

Da wir uns heute immer weniger draußen im Freien aufhalten und uns vor allem dann, wenn die Sonne am höchsten am Himmel steht, in geschlossenen Räumen befinden, kann die Einnahme entsprechender

Nahrungsergänzungen sinnvoll sein, um einen Vitamin-D-Mangel zu verhindern. Dabei kann man zwischen Tabletten, Tropfen und Kapseln auswählen und sollte sich an die Einnahmeempfehlungen von 400 – 2000 IE halten, weil auch hier eine Überdosierung gefährlich werden kann.

Allerdings gelten Dosen bis zu 4000 IE als unbedenklich, da der Körper allein durch Sonneneinstrahlung mehr als 10.000 IE in kurzer Zeit produzieren kann. Den genauen individuellen Bedarf kann man durch eine Blutuntersuchung ermitteln lassen.

Da die meisten Vitamin-D-Präparate in Deutschland Vitamin D3 enthalten und damit in der Regel aus tierischen Ausgangsstoffen hergestellt wurden, sollten Veganer darauf achten, dass das Präparat ausdrücklich als vegan ausgewiesen ist und damit aus pflanzlichen Rohstoffen gewonnen wurde.

e) Vitamin K

Wie bereits angesprochen, spielt auch Vitamin K bei der Kalziumeinlagerung in Knochen und Zähnen eine wichtige Rolle. Dabei gilt es, zwei unterschiedliche Formen zu unterscheiden. Während das Vitamin K1 (Phylloquinon/Phyllochinon) in Grünpflanzen und anderen pflanzlichen Lebensmitteln vorkommt, ist das sogenannte Vitamin K2 (Menaquinon/Menachinon) bakteriellen Ursprungs und findet sich in Tierprodukten, fermentierten Lebensmitteln und einigen Käsesorten.

Im Körper übernehmen beide Vitamine unterschiedliche Aufgaben. Während Vitamin K1 für die Blutgerinnung zuständig ist, spielt Vitamin K2 eine wesentliche Rolle für die Verwertbarkeit von Kalzium. Für die Zahn- und Knochengesundheit kommt es also vor allem auf eine ausreichende Versorgung mit K2 an.

Als reich an Vitamin K2 gelten Eigelb, Hühnerfleisch, Hartkäse und Butter – das gilt jedoch nur, sofern die Tiere artgerecht gefüttert wurden und man die Nahrungsmittel roh verzehrt. Glücklicherweise lässt die Pflanzenwelt uns auch hier nicht im Stich. Als unschlagbar in Quantität und Qualität seines Vitamin-K2-Gehalts gilt Natto, ein in Japan sehr beliebtes Erzeugnis aus vergorenen Sojabohnen, das auch bei uns übers Internet oder in Naturkostläden erhältlich ist.

→ Wie viel Vitamin K braucht der Mensch?

Um ausreichend Vitamin K zu bekommen wird eine Vitamin-K2-Aufnahme von 70 Mikrogramm am Tag empfohlen. Je älter man wird, desto größer der Bedarf. Auch Frauen nach den Wechseljahren benötigen mehr Vitamin K als vor der Menopause.

→ Vitamin-K-Gehalt verschiedener Lebensmittel

Lebensmittel	K1-Gehalt in µg/100 g	K2-Gehalt in µg/100 g
Algen	300	-
Brokkoli	212	-
Grünkohl	817	-
Mangold	424	
Spinat (roh)	380	-
Salat	315	-
Kichererbsen	264	-
Fenchel	240	-
Rosenkohl	236	-
Linsen	123	-
Olivenöl	55	-
Natto	35	998
Butter	15	15
Gänseleber	11	365
Hartkäse	10	77
Weichkäse	3	57
Hühnerfleisch	-	9
Eigelb	1	31

| Schweinefleisch | 0,2 | 1,6 |

Hinweis: Im Körper soll K1 in K2 umgewandelt werden können, allerdings weiß man bisher nicht, in welchem Maße das möglich ist. Daher sollte man sich lieber nicht darauf verlassen seinen Bedarf an K2 über den Verzehr von K1-reichen Lebensmittel abzudecken. Veganer können durch Natto ausreichend Vitamin K2 zu sich nehmen.

f) Vitamin A

Vitamin A ist an vielen Prozessen im Körper beteiligt. Es hält die Haut gesund, stärkt das Immunsystem und ist wichtig für unsere Sehkraft. In Versuchen an Tieren konnte beobachtet werden, dass ein Vitamin-A-Mangel die Entstehung von Karies begünstigen kann. Bei einem Mangel an Vitamin A veränderte sich die Zahnbildung der Versuchstiere und die Zähne wurden anfällig für Karies. Auch, wenn die genauen Zusammenhänge noch unklar sind, lohnt es sich, auf eine ausreichende Versorgung mit Vitamin A zu achten.

→ Vitamin A gibt es gar nicht?

Streng genommen gibt es gar kein Vitamin A. Denn Vitamin A ist ein Komplex aus verschiedenen Bestandteilen. Einer der wichtigsten davon ist Retinol, der ausschließlich in tierischen Produkten enthalten ist. Pflanzliche Nahrungsmittel enthalten sogenannte Provitamine wie das Beta-Carotin, die im Körper zu Vitamin A umgewandelt werden.

→ Wie viel Vitamin A braucht der Mensch?

Die Deutsche Gesellschaft für Ernährung empfiehlt Erwachsenen 0,8 – 1 mg Retinol pro Tag aufzunehmen. Da Provitamine aus Pflanzenkost als deutlich weniger wirksam gelten, sollten Pflanzenköstler in etwa 4,8 – 6 mg Provitamin A zu sich nehmen.

→ Wie viel Vitamin A steckt in welchem Lebensmittel?

Als Spitzenreiter unter den Vitamin-A-Lieferanten gilt die Leber von Tieren. Lebertran wird daher häufig als gute Vitamin-A-Quelle angepriesen. Allerdings ist die Leber nicht nur beim Mensch, sondern auch beim Tier das Hauptorgan für die Schadstofffilterung und ist aufgrund der heutigen Umweltverschmutzung häufig sehr stark mit Giftstoffen belastet. Auch Fisch, Eier und Butter gelten als vitamin-A-reich, kommen für Veganer aber ebenfalls nicht in Frage. Glücklicherweise liefern auch gelbes und orangefarbenes Obst und Gemüse viel Beta-Carotin, das im Körper dann zu Vitamin-A umgewandelt wird.

Pflanzliche Lebensmittel	Provitamin-A-Gehalt in mg pro 100 g Lebensmittel
Weizengras	360
Spirulina	120 – 180
Chlorella	30 – 100
Palmöl	9
Möhren	ca. 1,5
Süßkartoffeln	1
Grünkohl	ca. 0,9
Honigmelone	ca. 0,8
Spinat	ca. 0,8
Feldsalat	ca. 0,7
Kopfsalat	ca. 0,25
Vollkornbrot	ca. 0,01

g) Drei weitere wichtige Mineralien für die Zahngesundheit
(1) Kupfer
Kupfer ist wichtig für die Verwertbarkeit von Eisen und verleiht Knochen und Zähnen ihre Festigkeit. Die Deutsche Gesellschaft für Ernährung rät zu einer Einnahme von 1 – 1,5 mg Kupfer am Tag. Besonders kupferreich sind folgende pflanzliche Lebensmittel (Kupfergehalt pro 100 g):

- Schokolade mit 12,5 mg
- Kakao mit 3,5 mg
- Sonnenblumenkerne mit 2,8 mg

Mit einem Kupfergehalt von ca. 0,8 mg pro 100 g sind auch rote Bohnen, Linsen und Erbsen gute Kupferquellen.

(2) Bor

Auch Bor ist ein wichtiges Element für unsere Knochen- und Zahngesundheit. Es hilft bei der Aufnahme und Verwertung von Kalzium aus der Nahrung und unterstützt damit die Remineralisierung von Zähnen. Der tägliche Bedarf wird auf 0,3 – 1 mg am Tag geschätzt.

Aufgrund ausgelaugter Böden ist ein Bormangel heute leider weit verbreitet. Auch die zunehmende Belastung mit Aluminium, das die Eigenschaft hat, Bor an sich zu binden und aus dem Körper zu verdrängen, sorgt dafür, dass dem Körper immer weniger Bor zur Verfügung steht:

Besonders reich an Bor sind folgende pflanzliche Lebensmittel:

Feldsalat – Löwenzahn – Champignons – Pfirsiche – Quitten – Sellerie – Pflaumen – Datteln

(3) Mangan

Mangan hilft den Blutzucker zu regulieren und unterstützt die Mineralisierung von Zähnen und Knochen. Die Deutsche Gesellschaft für Ernährung empfiehlt eine tägliche Menge von 2 – 5 mg Mangan.

Besonders reich an Mangan sind folgende pflanzliche Lebensmittel:

Nüsse – Süßkartoffeln – Heidelbeeren – Ananas – grüner und schwarzer Tee

2. Nahrung ist mehr als die Summe einzelner Inhaltsstoffe

Wie wir gesehen haben, sind bestimmte Mineralien und Vitamine besonders wichtig für die Erhaltung und Wiederherstellung der Zahngesundheit. Dennoch sollten wir uns vor Augen halten, dass die Forschung diesbezüglich noch in Kinderschuhen steckt. Auch, wenn die Ernährungswissenschaftler in den vergangenen Jahrzehnten viele neue Stoffe in unserer Nahrung ausfindig machen konnten, so gibt es vermutlich noch weitere Nahrungsmittelbestandteile, die bisher nicht entdeckt wurden und vielleicht auch niemals in ihrer gesamten Fülle erschlossen werden. Wir sollten daher vorsichtig mit der Einnahme einzelner Vitamine oder Mineralien sein und uns nicht zu viel davon erhoffen.

Vom Aspekt der Ganzheitlichkeit her betrachtet, ist es nur schwer vorstellbar, dass wir unseren Bedarf an wichtigen Vitalstoffen durch die Zufuhr spezieller Nahrungsergänzungsmittel decken können. Stattdessen sollten wir uns bemühen, alle für die Gesundheit erforderlichen Substanzen über eine entsprechende Ernährung abzudecken! Isolierte Stoffe können niemals dieselbe Wirkung erzielen wie solche, die in ihrem natürlichen Verbund in frischen Lebensmitteln vorkommen.

Dennoch kann es bei Mangelerscheinungen sinnvoll sein, Nahrungs- und Vitalstoffergänzungen einzunehmen. Diese sollten jedoch, wenn möglich in einer natürlichen und gut verwertbaren Form vorliegen und nicht aus synthetisch hergestellten Präparaten stammen. Ein meiner Meinung nach wirklich sinnvolles Präparat zur Nahrungsergänzung, weil natürlich und ganzheitlich belassen, ist die bereits erwähnte Sango-Koralle. Sie enthält sämtliche für den Körper wichtigen Mineralien und Vitalstoffe in einem idealen Verhältnis und ist darüber hinaus besonders gut verwertbar.

3. Wichtige Mineralien und Vitamine für die Zahngesundheit im und ihr Vorkommen in pflanzlichen Lebensmitteln im Überblick

	Tages- bedarf	Gute pflanzliche Quellen	Besonderheiten
Kal-	600 –	Schwarzer Sesam,	für Verwertbarkeit wichtig

zium	1000 mg	Mandeln, Feigen, Möhren	sind Magnesium, Phosphor, Vitamin D und Vitamin K
Magnesium	350 mg	Schwarzer Sesam, Weizenkleie, Sonnenblumenkerne	Kalzium-Magnesium sollte im Verhältnis von 2 : 1 zugeführt werden
Phosphor	700 mg	Kresse, Grünkohl, Petersilie	man sollte mindestens so viel Kalzium wie Phosphor aufnehmen; eher Gefahr der Über- als Unterversorgung
Vitamin D	2000 – 5000 IE bzw. 75 – 125 µg	Avocados, Champignons, Steinpilze	kann der Körper mit Hilfe von Sonnenlicht selbst herstellen; in den Wintermonaten oft zu wenig Sonne in unseren Breitengraden; Supplementierung sinnvoll
Vitamin K	70 µg	Natto	Es gibt zwei Arten K1 und K2, davon ist K2 wichtig für die Zahngesundheit
Vitamin A	0,8 – 1 mg Retinol bzw. 4,8 – 6 mg Provitamin A	gelbe und orange-farbene Obst- und Gemüsesorten, Weizengras, Spirulina, Chlorella	liegt in pflanzlichen Lebensmitteln als Provitamin A vor und wird im Körper zu Vitamin A umgewandelt
Kupfer	1 – 1,5 mg	Schokolade, Sonnenblumenkerne, Kakao	durch Auslaugung der Böden heute nur noch selten ausreichend in Lebensmitteln enthalten, Supplementierung kann daher sinnvoll sein z. B. mit Sango Koralle
Bor	0,3 – 1mg	Feldsalat, Löwenzahn, Champignons, Pfirsiche, Blütenhonig, Quitten, Sellerie, Pflaumen, Datteln	durch Auslaugung der Böden heute nur noch selten ausreichend in Lebensmitteln enthalten, Supplementierung kann daher sinnvoll sein z. B. mit Sango Koralle

| **Mangan** 2 – 5 mg | Nüsse, Süßkartoffeln, Heidelbeeren, Ananas, grüner und schwarzer Tee | durch Auslaugung der Böden heute nur noch selten ausreichend in Lebensmitteln enthalten, Supplementierung kann daher sinnvoll sein z. B. mit Sango Koralle |

→ **Extratipp: GRÜN, GRÜN, GRÜN für die Zahngesundheit**

Die grünen Teile der Pflanzen enthalten mehr Vitalstoffe als jedes andere Nahrungsmittel und versorgen uns mit basischen Mineralstoffen, Vitaminen, Enzymen, Bitterstoffen, Biophotonen und vor allem mit Chlorophyll. Kein anderes Nahrungsmittel ist rein chemisch betrachtet vollständiger.

Komplexe Kohlenhydrate, alle essentiellen Aminosäuren und sogar Fettsäuren sind im Grün der Pflanzen enthalten. Kühe bekommen ihre Kraft, ihr Eiweiß und alles, was sie sonst noch benötigen, allein aus Gräsern und Kräutern. Und auch Giraffen, Gorillas und Elefanten ernähren sich vorwiegend von der Farbe Grün. Selbst bei unseren nächsten Verwandten, den Primaten, besteht die Ernährung bis zu 70 Prozent aus Blättern, Gräsern und anderen grünen Pflanzenbestandteilen. Kein Wunder, dass auch bei uns Salat, Grünkohl, Brokkoli und anderes Grünzeug als wertvolle Bestandteile der Ernährung gelten.

Schon lange werden junge Getreidegräser als Kraftnahrung und Heilmittel geschätzt. Meistens werden die frisch gepressten Säfte der Gräser verwendet, die man mit einer speziellen Saftpresse herstellen kann. So hat vor vielen Jahren schon Weizengrassaft die Runde gemacht und gilt immer noch als sicherer und zuverlässiger Geheimtipp zur Steigerung der Leistungsfähigkeit, Verbesserung der Gesundheit und zur Verjüngung.

Außerdem helfen auch Mikroalgen wie Chlorella, Spirulina und Afa den Körper mit wertvollen Elementen zu versorgen. Chlorella Algen liefern darüber hinaus vermutlich sogar echtes Vitamin B12, was wissenschaftliche Untersuchungen* zeigen, und sonst fast nur in tierischen Produkten enthalten ist.

*Chen JH, Jiang SJ. *Determination of cobalamin in nutritive supplements and chlorella foods by capillary electrophoresis-inductively coupled plasma mass spectrometry.* J Agric Food Chem. 2008 Feb 27;56(4):1210-5. Epub 2008 Feb 2.

III. Tipps für die Gestaltung einer zahnfreundlichen pflanzlichen Ernährung:

Wie Sie sicher gemerkt haben, bin ich kein großer Freund von tierischen Nahrungsmitteln. Glücklicherweise spricht, wie wir gesehen haben, nichts gegen eine zahnfreundliche Ernährung auf Pflanzenbasis. Anbei ein paar Tipps, wie sich eine solche Ernährung gestalten lässt.

- Essen Sie viel Grünzeug wie Blattsalate, Spinat, Brokkoli, Getreidegräser, Wildkräuter oder auch Mikroalgen wie Chlorella, Spirulina und Afa.
- Integrieren Sie rohe gesättigte Fette in Form von nativem Kokosöl oder Kokosmus in Ihre tägliche Ernährung. Nehmen Sie als Ersatz für Eier Hanfsamen und Chiasamen zu sich.
- Weichen Sie Nüsse, Ölsaaten und Mandeln vor dem Verzehr für einige Stunden in Wasser ein.
- Verwenden Sie an Getreide nur Vollkornprodukte, die frisch aus dem vollem Korn zubereitet wurden, oder noch besser, lassen Sie Getreidekörner vor dem Verzehr bzw. der Verarbeitung ankeimen, wodurch sich der Kohlenhydratanteil deutlich reduziert.
- Bevorzugen Sie Beerenfrüchte und Steinobst mit einem geringeren Zuckeranteil als Trockenfrüchte, Bananen oder kernlose Hybridzüchtungen.
- Meiden Sie raffinierten Haushaltszucker – am besten konsequent. Steigen Sie um auf die natürliche Süße von Früchten, sü-

ßen Sie mit vollwertigen Alternativen wie Ahorn- oder Agavensirup – oder noch besser, verwenden Sie nachweislich nicht kariogene Süßungsalternativen wie Xylit, Stevia oder Erythrit.

- Meiden Sie Produkte mit künstlich hergestellter Zitronensäure, wie sie oft Softgetränken, Marmeladen, Konserven und vielen Fertiggerichten zugefügt wird.
- Meiden Sie Weißmehlprodukte.
- Meiden Sie frittierte Kartoffeln und daraus hergestellte Produkte wie Pommes Frites, Chips, Flips.
- Ergänzen Sie Ihre Ernährung durch die Einnahme ausgewählter Vitalstoffprodukte wie z. B. Sango Meeres Korallen Pulver, Vitamin-D-Präparate oder Mikroalgen.

Ganz konkrete Tipps für Ihren Speiseplan:
Nehmen Sie noch vor dem Frühstück ein paar Mikroalgen Ihrer Wahl mit ausreichend Wasser zu sich. Essen Sie zum Frühstück ein selbst angemachtes Müsli aus geschälten Hanfsamen, Kokosraspeln, über Nacht eingeweichten und zerkleinerten Mandeln, gemischt mit Erdbeeren oder etwas Steinobst und Sojajoghurt. Verfeinern können Sie das Müsli noch mit Kakaopulver, Kakaonibs, Zimt oder Vanille. Oder belegen Sie sich Rohkostcracker, die sie entweder selbst zubereiten oder fertig im Bioladen kaufen können, mit Tomate, Gurke oder einem veganen Brotaufstrich ohne Zucker. Auch ein grüner Smoothie ist für einen zahnfreundlichen Start in den Tag geeignet, sofern Sie sparsam mit Bananen und Trockenfrüchten umgehen und den Grünanteil besonders hoch ausfallen lassen.

Zum Mittag- oder Abendessen gönnen Sie sich einen bunt gemischten Salat mit einem leckeren Dressing aus gesunden Fetten. Auch an dampfgegartem Gemüse können Sie sich nach Herzenslust satt essen. Um den Geschmack zu verfeinern, lassen Sie etwas Kokosöl über dem Gemüse zerlaufen und bestreuen Sie es mit Gewürzen und Kräutern

Ihrer Wahl. Dazu genießen Sie gelegentlich eine Ofenkartoffel, Quinoa oder Hirse und zum Nachtisch einen selbstgemachten Chia-Pudding aus Chiasamen und Mandelmilch, gesüßt mit Xylit und Vanille.

Als zahnfreundliche Snacks für zwischendurch eignen sich Nüsse (idealerweise über Nacht in Wasser eingeweicht), ein paar Beerenfrüchte oder ein grüner Smoothie. Sehr lecker finde ich auch eine Hand voll Nüsse gepaart mit einem Esslöffel Kokosmus.

Werden Sie kreativ, suchen Sie im Internet nach pflanzlichen und vollwertigen Rezepten, lassen Sie sich von entsprechenden Kochbüchern inspirieren und Ihr zahnfreundlicher Speiseplan auf Pflanzenbasis wird alles andere als langweilig ausfallen.

Lebensmittelüberblick:

Gut für die Zähne	Schlecht für die Zähne
- alles, was grün ist - Rohmilchprodukte von natürlich gefütterten Weidetieren - natives Kokosmus, natives Kokosöl - rohe Eier inklusive ihrer Schalen - stärkearmes Gemüse bzw. rohes Wurzelgemüse - gekeimtes Getreide - grüne Gräser - schwarzer Sesam idealerweise vorher eingeweicht/angekeimt - Sango Meeres Koralle - Gelatine, Knochenbrühe von natürlich gefütterten Tieren - Leber, Lebertran gelten als sehr wertvoll, können aber sehr stark mit Toxinen belastet sein	- Zucker und alternative Süßungsmittel wie Ahorn-, Agavensirup und Dicksäfte inklusive der damit gesüßten Produkte (Ausnahme: Xylit, Stevia, Erythrit, weil Kariesbakterien diese Zucker nicht verstoffwechseln können) - künstlich hergestellte Zitronensäure in Softgetränken, Marmeladen, Konserven und vielen Fertiggerichten - Honig - Trockenfrüchte - Getreide und die daraus hergestellten Produkte wie Brot, Nudeln, Kuchen, Kekse, Pizza (Ausnahme nach Schnitzer: Vollkornprodukte aus frisch gemahlenem, keimfähigen Getreide) - künstlich erzeugte Transfette - frittierte Kartoffeln und daraus herge-

	stellte Produkte wie Pommes Frites, Chips, Flips
	- Softgetränke inkl. der Lightversionen
	- Mais und alles, was daraus hergestellt wird
	- konzentrierte Fruchtsäfte
	- Obstsorten hybrider Züchtungen

IV. Nährstoffaufnahme verbessern

1. Gründlich Kauen für eine verbesserte Nährstoffaufnahme

Kauen regt durch den dabei entstehenden Druck auf den Kieferknochen die Durchblutung an, was wichtig für unsere Zahngesundheit ist. Das ist aber nicht alles. Auch bei der Nährstoffaufnahme spielt Kauen eine wichtige Rolle. Damit Nährstoffe vom Körper überhaupt aufgenommen werden können, müssen sie richtig verdaut und dann im Dünndarm aufgenommen werden. Dabei beginnt die Verdauung bereits im Mund. Im Speichel befinden sich Enzyme, die bereits hier damit beginnen, die Kohlenhydrate aufzuspalten, damit der Darm anschließend weniger Arbeit hat. Das erklärt auch, weshalb ein Stück Brot, das an sich nicht süß schmeckt, eine leicht süßliche Note bekommt – vorausgesetzt, die Zähne kommen zum Einsatz und es wird gut gekaut. Ein gründliches Kauen und Einspeicheln der Nahrung ist daher der erste Schritt, um die Nährstoffe aus der Nahrung möglichst gut verfügbar zu machen.

Bei der heute vorwiegend weichen Kost werden unsere Zähne allerdings immer mehr arbeitslos. Das weiche Essen klebt an den Zähnen, führt dadurch vermehrt zur Plaquebildung und hat anders als harte, grobe Kost keinen Reinigungseffekt für die Zähne. Darüber hinaus erhöht das Kauen von harten Lebensmitteln wie rohen Möhren, Vollkornprodukten, Nüssen oder Äpfeln auch die Produktion des Speichels, der zum einen wichtig ist, damit genug Enzyme für die Vorverdauung im Mund vorhanden sind, und zum anderen hilft, die Zähne von Speiseresten zu befreien. Ausreichend Speichel kann zudem nur gebildet werden, wenn wir genügend trinken.

3 Tipps für gesunde Zähne

- gründlich Kauen, am besten solange bis jeder Bissen zu Brei geworden ist

- mehr Rohkost bzw. harte Lebensmittel essen

- genügend Wasser trinken

2. Darm säubern für eine verbesserte Nährstoffaufnahme

Auch die Speiseröhre, der Magen und sämtliche Abschnitte des Darms sind an der Verdauung beteiligt und bilden somit eine zusammenhängende Einheit. Kommt es zur Störung eines dieser Organe, wirkt sich dies zwangsläufig auf das gesamte System aus.

Bei der heute üblichen Ernährung mit viel tierischem Eiweiß, minderwertigen Fetten, zu viel Zucker, zu großen Portionen und zu häufigen Mahlzeiten verschlacken unsere Därme immer mehr. Es bildet sich eine Schicht über den Darmzotten, die dadurch ihrer eigentlichen Aufgabe, die Nährstoffe aus dem verdauten Nahrungsbrei aufzunehmen, die dann über den Blutstrom zur Leber befördert werden, nicht mehr richtig nachkommen können. Infolgedessen kann der pH-Wert im Mund absinken, weil nicht genügend basisch wirkende Mineralien zur Verfügung stehen. Das greift langfristig die Zähne an bzw. verhindert deren Remineralisierung.

Bei Zahnproblemen aller Art sollte daher auch immer der Zustand des Darms berücksichtigt werden. Eine Darmsanierung kann bei Zahnproblemen sehr ratsam sein. Sehr zu empfehlen sind Colon-Hydro-Anwendungen, bei denen ein ausgebildeter Fachmann ein kleines Röhrchen in den After des Patienten einführt über das in einer 40 – 70-minütigen

Sitzung angenehm temperiertes Wasser in den Darm eingeführt wird. Zusammen mit einer Bauchmassage werden dabei selbst hartnäckige Darmschlacken gelöst und die Darmzotten können endlich wieder aufatmen und ihrer Aufgabe nachkommen. Eine Sitzung kostet zwischen 60 – 90 Euro. Für eine komplette Darmsanierung sind etwa 5 – 12 Sitzungen nötig.

Wem beim Gedanken an eine Colon-Hydro-Therapie mulmig zumute wird oder für wen eine solche Anwendung aus anderen Gründen nicht in Frage kommt, kann seinen Darm auch kostengünstig durch Einläufe reinigen. Dieses alte Hausmittel, das bereits in der Antike bei vielen Erkrankungen erfolgreich angewendet wurde, kann jeder bei sich zu Hause in den eigenen vier Wänden durchführen und so für eine verbesserte Nährstoffaufnahme sorgen.

Eine Anleitung für alle, die zum ersten Mal einen Einlauf machen, findet sich z. B. auf unserer Seite unter:

www.inspiriert-sein.de/selbstheilung-darmreinigung-mit-einlaeufen

Wer sich wirklich nicht damit anfreunden kann, seinen Darm mit Wasser zu spülen, sollte zumindest auf darmreinigende Kräuter zurückgreifen, die man in Form einer Nahrungsergänzung oder eines Tees zu sich nimmt. Auch Flohsamen und Betonite können helfen, den Darm von innen zu reinigen. Eine weitere Alternative ist die Cassiafrucht, deren Samen über Nacht in Wasser eingeweicht werden und die abführend wirkende Stoffe freisetzen. Diesen Auszug trinkt man dann am Morgen auf nüchternen Magen und erzielt damit eine Reinigung des gesamten Verdauungstrakts.

3. Magensäure optimieren für eine verbesserte Nährstoffaufnahme
Auch der Magen kann durch die heute ungesunde Lebensweise Probleme machen. Bei den meisten Menschen ist die Magensäure nicht mehr stark genug, um die verzehrte Nahrung richtig zu verdauen und aufzuspalten.

Eine sehr effektive und von jedem durchführbare Methode, um den Gehalt der Magensäure wieder zu optimieren, ist das Trinken von grünen Smoothies. Laut Victoria Boutenko, der Erfinderin der grünen Smoothies, normalisiert sich die Magensäure innerhalb von nur vier Wochen, wenn täglich ein Liter grüner Smoothie getrunken wird.

Vertiefende Informationen zum Thema Magensäureproduktion ankurbeln finden Sie auch in unserem Artikel: *www.inspiriert-sein.de/was-tun-bei-sodbrennen-natuerliche-hilfe-bei-saurem-aufstossen*

V. Fasten – Selbstheilungskräften eine Chance geben

Fasten ermöglicht dem Körper, die eigenen Selbstreinigungs- und Selbstheilungskräfte wieder verstärkt zu aktivieren, davon sind die Anhänger der Naturalhygiene überzeugt. Während man auf feste Nahrung verzichtet und damit den Verdauungsorganen eine Auszeit gönnt, hat der Körper endlich wieder Zeit, Hausputz zu betreiben. Eingelagerte Schlacken werden freigesetzt und über die Ausscheidungsorgane nach draußen befördert und die Selbstheilungskräfte des Körpers wieder aktiviert. Dadurch sollen auch Karies und andere Zahnprobleme geheilt bzw. an ihrer Ausbreitung gestoppt werden können. „Fasten heilt Karies" von Robert Faulborn ist ein sehr spannendes Buch zu diesem Thema und kostenlos einsehbar unter *www.fasten-heilt-karies.de/buch.html*.

Ich selbst konnte durch eine 17-tägige Fastenkur, in der ich neben Wasser und Tee nur frisch gepresste Obst- und Gemüsesäfte zu mir genommen habe, erstaunliche Resultate erzielen. Sämtliche Schmerzempfindlichkeit meiner Zähne verschwand bereits nach den ersten Tagen des Fastens und kam erst wieder zurück nach einigen Tagen Ernährung mit Weißmehl und Zucker. Zudem habe ich bemerkt, dass die Zähne sich merklich aufhellten, sämtliche Beläge verschwanden und ein kleiner schwarzer Punkt auf einem oberen Backenzahn verblasste.

Fazit Kapitel 4: Karies heilen durch die richtige Ernährung

1. Schädliches meiden
2. mineralstoffreich essen
3. Nährstoffaufnahme verbessern durch
   a) gründliches Kauen
   b) Darm und Verdauungstrakt reinigen
   c) Magensäure optimieren
4. Fasten

Hinweis: Wer der Theorie der inneren Entstehung von Karies folgt, sollte auch geistige, emotionale und andere Faktoren beachten, die zu Stress und damit einer Übersäuerung des Körpers führen.

Stress durch zu wenig Raum für Erholung und Entspannung, durch elektromagnetische Störfelder oder auch durch nicht gelöste Konflikte und ungesunde Denkgewohnheiten können den Körper ebenfalls belasten und zu einem erhöhten Mineralstoffbedarf führen.

Kapitel 5: Karies heilen durch die richtige Mundhygiene

Trotz täglicher Mundhygiene mit Zahnbürste und Zahncreme sowie der gelegentlichen Verwendung von Zahnseide und Mundspülungen bleiben die meisten von Karies und Parodontose nicht verschont. Putzen wir also alle zu wenig, nicht lange genug oder mit der falschen Technik?

Widersprüchlich zu der allgemein verbreiteten Ansicht, man müsse sich täglich mindestens zweimal, besser noch nach jedem Essen, die Zähne putzen und das bitte gründlich und ausreichend lange, sieht es bei Urvölkern mit intakten Gebissen anders aus. Hier sind sowohl Zahnbürsten als auch Zahncreme gänzlich unbekannt und wenn überhaupt, werden dort meistens Baumhölzer, Wurzelfasern oder Naturfäden zur Mundreinigung verwendet – und dennoch gibt es kaum bis keine Anzeichen von Karies, Parodontose oder sonstigen Mundraumerkrankungen. Wird das tägliche Zahnreinigungsprogramm bei uns also überschätzt?

I. Zahnreinigung kann schädlich sein

Leider ist es sogar so, dass Zähne, die besonders gründlich und intensiv gereinigt werden, nachhaltig geschädigt werden können. Das tägliche Reiben und Rubbeln mit aggressiven „Scheuermitteln" und Aufhellern in herkömmlichen Zahncremes, hinterlässt seine Spuren an Zahnschmelz und den empfindsamen Zahnhälsen. So manch einer hat durch zu festes und zu häufiges Zähneputzen nicht nur seinen Zahnstein bekämpft, sondern so auch eine eigens verursachte Zahnsensibilität herbeigeführt.

Doch nicht nur die Abrasiva (Abriebstoffe zur Entfernung von Zahnstein bzw. für die Aufhellung der Zähne) in herkömmlichen Zahn-

81

cremes sind kritisch zu betrachten, auch andere Zusatzstoffe wie Fluoride und Glycerin tragen nicht gerade zu unserem Wohlergehen bei.

Obwohl Fluor nachweislich von den Zähnen aufgenommen werden kann und den Zahnschmelz härtet, wird uns leider verschwiegen, dass auch Knochen und andere Gewebe das über die Mundschleimhaut in unseren Körper gelangende Fluor einlagern und dadurch verhärten. Das macht nicht nur die Knochen spröde und anfällig für Knochenbrüche, sondern führt auch zu einer erhöhten Bruchanfälligkeit des mit synthetischen Mitteln gehärtete Zahnschmelzes.

Gleichzeitig verhindert das in Zahncremes enthaltene Glycerin, dass Nährstoffe aus Speichel und Nahrung von den Zähnen aufgenommen werden können, indem es die Zähne mit einer feinen Schicht umhüllt und damit die Remineralisierung erheblich beeinträchtigt.

Und auch Natriumlaurylsulfat, Triclosan, Konservierungsstoffe, Emulgatoren oder künstliche Süßungsmittel sollten in einer gesunden Zahncreme nicht enthalten sein. Wir dürfen nicht vergessen, dass Stoffe in unserem Mund über die Mundschleimhaut sehr schnell in unseren Körper gelangen. Das bedeutet, dass jede Chemikalie, die wir zur täglichen Mundhygiene benutzen, immer auch ins Innere unserer Zellen gelangt und dort für erhebliches Chaos sorgt.

Auch, wenn es sich dabei nur um kleinste Mengen handelt, gilt es zu bedenken, dass wir unsere Zähne täglich putzen und wir so im Laufe der Zeit eine beträchtliche Menge schädlicher Stoffe zu uns nehmen. Das Verschlucken von fluoridhaltiger Zahnpasta kann für Kinder sogar tödlich enden.

Zwei interessante Beiträge, die sich kritisch mit der Fluoridthematik auseinandersetzen:

- *www.blog.lebensenergie-konferenz.de/marion-schimmelpfennig-fluorid*

- *www.prof-becker-koeln.de/Fluorid---Zwangsmedikamentierung-der-Bevoelkerung-mit-einem-Umweltgift-29.html*

II. Die richtige Zahnpflege

Auch, wenn die meisten Zahnputzmittel von heute bedenkliche Stoffe enthalten, ist die tägliche Zahnpflege in der heutigen Zeit sicher wichtiger denn je. Wir ernähren uns heute bei Weitem nicht mehr so natürlich wie Urvölker und eine entsprechende Zahnhygiene kann helfen, unsere Zähne von Belägen sauber und den Mundraum frei von Bakterien zu halten. Vor allem dann, wenn wir bereits unter Karies oder Zahnfleischerkrankungen leiden, sollten wir unsere Zähne jeden Tag, am besten mehrmals, entsprechend pflegen.

Welche Utensilien und Mittel ich hierbei für sinnvoll halte, verrate ich Ihnen in den folgenden Zeilen.

Eine gute Video-Anleitung zur richtigen Putztechnik findet sich hier: *www.youtube.com/watch?v=9LRGovVZYws*

1. Zahnbürsten

Herkömmliche Zahnbürsten haben den Nachteil, dass die Borsten aus Kunststoff gefertigt werden. Beim Putzen lösen sich ständig kleinste Partikel (insbesondere das für uns schädliche BPA), die wir aufnehmen und die in unseren Körper gelangen. Gesundheitsbewusste Menschen steigen daher gerne auf Zahnbürsten mit Naturborsten um. Die Zahnärztin Dr. Bender-Gonser rät daher zur Verwendung von Bambuszahnbürsten, deren Borsten entweder aus BPA-freiem Nylon oder aus Naturmaterialien gefertigt werden.

Der ganzheitlich arbeitende Zahnarzt Dr. Schreckenbach hält die Verwendung von Zahnbürsten mit Naturborsten jedoch für kritisch, weil es sich dabei um Hohlfasern handelt, die das verwendete Putzmittel aufnehmen und es damit nicht mehr für die Zähne verfügbar machen. Als sinnvolle Alternative bietet sich die Miswak-Wurzel an.

a) Die Naturzahnbürste Miswak

Die Miswak-Wurzel wird seit Generationen traditionell in arabischen Ländern als natürliche Zahnbürste erfolgreich verwendet. Die aus dem Peelu- oder Arakbaum gewonnenen Miswak-Wurzeln enthalten hohe Anteile an natürlichem und zahnstärkendem Fluorid (nicht zu verwechseln mit dem in herkömmlicher Zahnpasta enthaltenem chemischen und schädlichen Fluor), Silizium, Saponine, Flavonoide und Kalziumsulfat.

Die in der Miswak-Wurzel enthaltenen Gipskristalle dienen als Putzkörper und die leicht bitterschmeckenden Tannine beugen Entzündungen vor, beruhigen die Mundschleimhaut und beschleunigen die Heilung von Verletzungen im Mundraum. Bei regelmäßiger Anwendung wirkt die Miswak-Wurzel reduzierend auf die Milchsäurebildung, wodurch das Risiko für die Entstehung neuer Karies reduziert wird.

Die Vorteile der Miswak-Zahnbürste auf einen Blick:

- sie ist Zahnbürste und Zahnpasta in einem
- enthält von Natur aus keimhemmende und zahnaufbauende Stoffe
- stärkt das Zahnfleisch
- beugt Zahnfleischbluten und Entzündungen vor
- hilft gegen Karies
- beschleunigt die Wundheilung im Mundraum
- ist biologisch abbaubar und hinterlässt keinen Müll

Anwendung:

Die Miswak-Zahnbürste sollte vor dem ersten Gebrauch kurz mit Wasser abgespült werden, das mildert den anfangs strengen Geruch etwas ab. Anschließend wird am Ende der Wurzel etwas Rinde abgeschält (ca. 1-2 cm). Dieses Ende wird dann gekaut bis die Fasern weich sind und ein weiches Bündel entsteht. Wem die Miswak anfangs zu hart ist, kann das abgeschälte Ende in etwas Wasser einweichen. Nun werden die Zähne mit den Fasern wie gewohnt geputzt. Abbrechende Fasern werden einfach ausgespuckt, können aber auch untergeschluckt werden.

Nach der Zahnreinigung wird die Miswak-Zahnbürste auf einen sauberen, trockenen Platz gelegt und steht zur erneuten Anwendung bereit. Sind die Fasern eingetrocknet, kann das Stück einfach abgeschnitten und die Rinde oberhalb abgeschält werden. Je nach Anwendungshäufigkeit hält eine Miswak-Wurzel ungefähr vier Wochen.

Eine gute Freundin versicherte mir, dass dunkle Flecken auf den Zähnen ihres Sohne durch eine regelmäßige Zahnreinigung mit der Miswak-Wurzel verschwunden sind. Ich selbst konnte diese Erfahrung leider noch nicht machen, aber vielleicht benutze ich die Miswak-Wurzel zu selten oder verfüge über schlechtere Selbstheilungskräfte als der inzwischen sechsjährige Sohn meiner Freundin.

b) Natürliche Plaqueentfernung und Zahnaufhellung mit Spezialzahnbürsten

Soladey Zahnbürsten sehen zwar wie herkömmliche Zahnbürsten aus, entfernen aber Zahnbelag und -verfärbungen nachweislich besser und schonender als andere Anwendungen – und das ganz ohne die Verwendung von Zahncreme oder der umstrittenen Zahnseide.

Das Geheimnis dieser Zahnbürsten liegt in ihrem aus Titanoxid gefertigten Metallstab, der durch eine ionisch-chemische Reaktion Plaque und Zahnverfärbungen von Tabak, Kaffee, Tee und Rotwein schonend, aber nachhaltig entfernt. Während die Ablagerungen auf den Zähnen positiv geladen sind, erzeugt der Titanstab der Soladey Zahnbürste negative Ionen, die die positiv geladenen Partikel wie ein Magnet anziehen.

Die Ablagerungen lösen sich infolgedessen von den Zähnen und können ganz einfach ausgespuckt werden. Das funktioniert allerdings nur in Verbindung mit Licht. Das heißt, man muss den Mundraum während des Putzens geöffnet lassen, damit möglichst viel Licht in den Mundraum hinein scheint. Das ist zwar etwas ungewohnt, aber leicht zu bewerkstelligen.

Studien an Universitäten in Kanada belegen neben den plaquereduzierenden Eigenschaften auch einen zahnfleischschützenden Effekt dieser Spezialzahnbürsten.

Ich habe mir vor einigen Wochen eine Soladey Zahnbürste besorgt und bin sehr zufrieden damit. Obwohl man keine Zahnpasta verwendet, bildet sich beim Putzen ein wenig Schaum. Dieser gilt als Zeichen dafür, dass die Zahnbürste funktioniert und die Ablagerungen sich lösen. Nach dem Putzen habe ich ein ungewohnt glattes Gefühl auf den Zähnen und finde, dass sich meine Zähne in der letzten Zeit ein wenig aufgehellt haben.

Soladey Zahnbürsten bezieht man am besten übers Internet. Auch Ultraschallzahnbürsten sollen sehr gute Wirkungen erzielen, die habe ich bisher allerdings noch nicht getestet.

c) Gräser kauen – Natürlicher geht's nicht mehr

Selbst gezogene Gräser aus Getreidesamen wie Weizen, Dinkel oder Kamut eignen sich nicht nur für eine gesunde Ernährung, sondern können auch in der Zahnpflege Verwendung finden. Mindestens einmal am Tag sollte man einen kleinen Büschel Gräser im Mund so lange zerkauen, bis nur die Fasern übrig sind, die dann einfach ausgespuckt werden. Das reinigt die Zähne, versorgt sie von außen mit unzähligen Vitaminen, Mineralien und Spurenelementen und soll wahre Wunder bei Karies und Parodontose wirken.

Ich bin gerade in einer Testphase und die ersten Ergebnisse fühlen sich überzeugend an. Die Gräser schmecken leicht süßlich und hinterlassen ein angenehmes Gefühl im Mund und auf den Zähnen.

Zur Frage, ob eine professionelle Zahnreinigung Sinn macht, möchte ich auf zwei Info-Videos der Zahnärztin Dr. Karin Bender-Gonser hinweisen:

- *www.youtube.com/watch?v=08mAuPkoA_4*
- *www.youtube.com/watch?v=ay_p1BGTiDo*

2. Zahnpulver selber machen statt Zahnpasta kaufen

Die meisten handelsüblichen Zahncremes enthalten Stoffe, deren Nutzen fragwürdig ist und die gleichzeitig negativ auf unsere Gesundheit wirken können. Es gibt zwar einige wenige ökologische und hochwertige Produkte, wie „Lavera basis sensitiv" oder die „Rügener Kreidezahncreme", welche jedoch verhältnismäßig teuer sind. Deshalb bietet es sich an, seine Zahnpflegemittel selbst herzustellen.

Ich jedenfalls habe mich dazu entschieden, nur das in meinen Mund zu lassen, was ich auch bedenkenlos schlucken kann. Außerdem ist es natürlich sinnvoll, wenn Zahnpflegemittel antibakteriell wirken und angenehm schmecken. Meine Favoriten sowie meine eigene Zahnpflegemittelzusammenstellung möchte ich Ihnen nicht vorenthalten. Zuvor noch ein paar grundlegende Informationen zur Herstellung eines gesunden selbstgemachten Zahnpflegemittels.

a) Das sollte ein Zahnpflegemittel können

Eine gesunde Zahncreme sollte meiner Meinung nach nicht nur aus natürlichen Zutaten bestehen, die wir bedenkenlos herunterschlucken können, sondern auch folgende Aspekte abdecken:

- Sie sollte ein natürliches Scheuermittel enthalten, um den Belag auf den Zähnen mechanisch zu entfernen.

- Sie sollte basisch wirken, um den pH-Wert in der Mundhöhle anzuheben, weil sich die „bösen" Bakterien nur in einem sauren Milieu verbreiten können.

- Sie sollte für die Zahngesundheit wichtige Mineralien und Vitamine liefern, damit sich der Speichel damit anreichern kann und die Remineralisierung der Zähne gefördert wird.

- Außerdem sollte das Mittel antibakteriell wirken, um den „bösen" Bakterien das Leben zu erschweren.

- Wenn sie zusätzlich auch noch entzündungshemmend wirkt, bietet das selbstgemachte Zahnpflegemittel Schutz auf allen Ebenen.

Welche Stoffe kommen dazu in Frage?
Als Scheuermittel empfehle ich Zusätze wie Heilerde, grobkörnig gemahlenes Steinsalz oder Schlämmkreide.

Um den pH-Wert im Mundraum zu verbessern, würde ich statt des oft chemisch gewonnen und recht aggressiv wirkenden Kaiser Natron lieber auf natürliches Kalziumkarbonat (Schlämmkreide), Sangokorallenpulver oder das Basenpulver Minerot®-Oetinger zurückgreifen, wodurch Säuren ebenfalls neutralisiert werden, aber auf sanfte Art und Weise.

Sangokorallenpulver hat zudem den Vorteil, dass es ein für den Menschen ideales Kalzium-Magnesium-Verhältnis aufweist und für die Zahngesundheit viele weitere wichtige Vitalstoffe liefert. Die Verwendung von Sangokorallenpulver schlägt also gleich zwei Fliegen mit einer Klappe. Man kann es zusätzlich auch noch als Nahrungsergänzung einnehmen und so die Remineralisierung der Zähne von innen heraus unterstützen.

Eine andere Alternative ist vollwertiges Steinsalz, das anders als unser Kochsalz nicht nur zwei, sondern über 80 Elemente liefert, aus denen auch unser gesamter Körper aufgebaut ist. Grobkörnig gemahlenes Salz im Zahnpflegemittel wirkt, wie bereits erwähnt, darüber hinaus auch als

Scheuermittel. Auch Heilerde entfernt den Belag von den Zähnen und macht den Speichel basisch.

Eine Zeit lang habe ich meinem Zahnpulver die Süßwasseralge Chlorella hinzugefügt, um meinen Speichel mit wichtigen Mineralien und Vitaminen anzureichern. Der Nachteil hierbei ist allerdings, dass Mund und Zähne hinterher grün verfärbt sind und sich nur mit einem gewissen Aufwand wieder säubern lassen. Außerdem sollten diejenigen, die noch Amalgamfüllungen haben, Chlorella nicht für Mundspülungen oder zum Zähneputzen verwenden, da es aufgrund seiner Fähigkeit, Schwermetalle zu binden, Quecksilber aus den Plomben lösen kann, was beim Verschlucken zu einer zusätzlichen Giftstoffbelastung des Körpers führen kann. Als Nahrungsergänzung ist Chlorella jedoch ganz wunderbar zur Ausleitung von Schwermetallen geeignet.

Um den „bösen" Bakterien das Leben schwer zu machen, sollte das Zahnpflegemittel auch antibakteriell wirken. In herkömmlichen Zahnpasten werden dazu leider oft synthetische Mittel wie Triclosan eingesetzt. Besser geeignet sind antibakteriell wirkende naturreine ätherische Öle wie Nelkenöl (das ist nicht nur antibakteriell, sondern auch schmerzlindernd, aber wegen seines intensiven Geschmack weniger für Kinder geeignet), Zitronen-, Grapefruitöl, Pfefferminz- oder Eukalyptusöl.

Ebenfalls gegen Bakterien wirkt Grapefruitkernextrakt, von dem man ein paar Tropfen in seine Zahncreme geben kann. Dieses Extrakt liefert zudem auch noch viel Vitamin C.

Eine andere antibakterielle Zutat ist der Birkenzucker Xylit, der aufgrund seines süßen Geschmacks auch für Kinder geeignet ist. Xylit kann von Kariesbakterien nicht verstoffwechselt werden, sie platzen sozusagen bei dem Versuch diesen zu essen. Bei regelmäßiger Anwendung lässt sich so die Anzahl an Kariesbakterien effektiv vermindern.

Auch Kurkuma- und Zimtpulver sind hervorragende Zutaten für ein selbstgemachtes gesundes Zahnpulver, weil sie stark entzündungshemmend wirken. Kurkuma soll trotz seiner gelben Farbe dazu auch noch einen aufhellenden Effekt auf die Zähne haben. Allerdings lassen sich Verfärbungen mit Kurkuma am Spülbecken und auf der Kleidung nur schwer wieder entfernen, deshalb sollte man vorsichtig damit umgehen!

Wer statt eines Pulvers lieber eine Paste zur Zahnpflege verwendet, kann die pulvrigen Zutaten auch mit Kokosöl vermischen. Kokosöl wirkt nicht nur antibakteriell, sondern auch antiviral und gegen Pilze und ist auch unter diesen Gesichtspunkten eine bereichernde Zutat fürs Zahnpflegemittel. Dazu gibt man die gewünschte Menge Kokosöl in einen Topf, lässt es bei niedrigen Temperaturen schmelzen und rührt dann die restlichen Zutaten ein. Sobald das Öl abkühlt, wird es wieder fest und kann ähnlich wie eine herkömmliche Zahncreme verwendet werden.

b) Mein Geheimrezept für selbstgemachtes Zahnputzpulver

Für mich klingt es logisch, dass eine gesunde Zahncreme nur Zutaten beinhalten sollte, die ich auch essen bzw. verschlucken kann, die meine Zähne von außen mit wichtigen Nährstoffen versorgt, von Ablagerungen befreit, antibakteriell wirkt, zudem den pH-Wert im Mund in den basischen Bereich bringt und im besten Fall auch noch entzündungshemmend wirkt und die Zähne aufhellt.

Aufgrund dieser Annahmen habe ich mir meine eigene Zahncreme oder vielmehr mein eigenes Zahnpulver zusammengestellt. Dazu mische ich:

- vier Teile von einem der oben genannten Basenpulver also Schlämmkreide, Sangokorallenpulver oder das Minerot®-Oetinger-Pulver, die gleichzeitig auch als Scheuermittel dienen

- mit zwei Teilen Birkenzucker Xylit gegen die Bakterien und für den guten Geschmack (dazu gleich noch ausführlicher)

- und einem Teil Kurkuma aufgrund seiner Eigenschaft, Entzündungen vorzubeugen und die Zähne aufzuhellen.

Am liebsten verteile ich das so zusammengestellte Pulver mit einer Miswak-Wurzel statt mit einer herkömmlichen Zahnbürste auf meinen Zähnen und putze wie gewohnt. Die anschließend gelben Zähne (aufgrund des Kurkumapulvers) stören mich nicht weiter und können mit etwas Wasser leicht gesäubert werden. Zusätzlich benutze ich gelegentlich eine Soladay-Zahnbürste pur also ohne Pulver oder Creme, praktiziere phasenweise täglich Ölziehen, reinige meine Zunge jeden Morgen mit einem ayurvedischen Zungenschaber und mache Mundspülungen mit Salzsole, Basenpulver oder einer antibakteriellen Salbei-Thymian-Mischung.

3. Mundspülungen statt Zahnseide

Zahnseide und Interdentalbürsten sind sicher eine sinnvolle Angelegenheit, um die Zahnzwischenräume von Speiseresten zu säubern. Der tägliche Einsatz ist jedoch umstritten. Denn sehr häufig kommt es beim Einsatz von Zahnseide zu Zahnfleischbluten, wodurch Bakterien besonders tief ins Zahnfleisch gelangen können.

Wer also nichts zwischen den Zähnen hat, sondern einfach nur seinen Mundraum gründlich reinigen möchte, ist meiner Meinung nach mit Mundspülungen von 10 – 20 Minuten Dauer besser bedient. Dabei werden selbst schwierig zugängliche Zahnzwischenräume gereinigt. Um Kariesbakterien den Garaus zu machen sollte man dabei antibakterielle Mittel verwenden. Wenn das Spülungsmittel dann auch noch wertvolle zahnaufbauende Mineralstoffe enthält und dadurch hilft, die Zähne zu remineralisieren, schlägt man gleich zwei Fliegen mit einer Klappe.

a) Salzwasserspülungen für gesunde Zähne und gesundes Zahnfleisch

Salzwasser, hergestellt aus unbehandeltem Stein- oder Meersalz und nicht aus raffiniertem Kochsalz, hat eine nachweislich bakterientötende

Wirkung. Regelmäßig ausgeführte Salzspülungen können bei Infektionen im Mundraum heilend wirken. Insbesondere warmes Salzwasser kann giftige Rückstände aus dem Zahnfleisch und Mundgewebe ausleiten und durch seine osmotischen Fähigkeiten überschüssiges Wasser binden, was insbesondere bei Schmerzen und Schwellungen Linderung verschaffen kann.

Salzwasserspülungen erreichen sämtliche Zahnzwischenräume und schützen daher weitaus besser als Reinigungen mit Zahnbürste oder Zahnseide. Darüber hinaus liefert naturbelassenes Steinsalz, das Sie in Bioläden oder Drogerien kaufen können, zahlreiche Mineralien und Spurenelementen, die die Remineralisierung von Zähnen unterstützen können.

Regelmäßige, nach den Mahlzeiten durchgeführte Salzwasserspülungen haben das Potenzial Zahn- und Zahnfleischerkrankungen, insbesondere Parodontose und Karies zum Stillstand zu bringen oder deren Entstehung vorzubeugen. Lösen Sie dazu 1 Esslöffel natürliches Salz in einem Glas mit lauwarmem Wasser und spülen Sie damit Ihren Mundraum für 5 bis 15 Minuten. Die Lösung sollte so konzentriert sein, dass sie gerade noch angenehm für Sie ist.

b) Sanguinaria – Ein Kräuterextrakt für einen gesunden Mundraum

Dr. Robert O. Nara, der Gründer des weltweit einzigen Instituts für die Vorbeuge von Zahn- und Zahnfleischerkrankungen „Oramedics International", empfiehlt bei fortgeschrittenen Zahnfleischerkrankungen Spülungen mit dem Kräuterextrakt Sanguinaria. Amerikanische Ureinwohner schwören seit Jahrhunderten auf Mundraumspülungen mit diesem Kräuterextrakt.

Ebenfalls empfehlenswert ist das Zahngel von *pH-Cosmetics* auf der Basis von Kräutern, das Sie über das Internet beziehen können.

c) MMS – Miracle Mineral Supplement

Das Mineralsalz MMS (Natriumchlorit/NaClO$_2$) setzt im Kontakt mit einer Säure (idealerweise 5%-ige Salzsäure oder Weinsäure) Chlordioxid (ClO$_2$) frei. Chlordioxid gilt als der beste Viren- und Bakterienkiller aller Zeiten und wird zur Entkeimung von Trinkwasser und Schwimmbädern seit Jahrzehnten erfolgreich eingesetzt. Der Forscher Jim Humble entdeckte, dass MMS außerdem eine sehr heilsame Wirkung auf sämtliche Infektionen im Körper hat, Zahninfektionen eingeschlossen.

Ärzte wie Dr. Thomas Lee oder Dr. Hesselink bestätigen die Entdeckung von Jim Humble und konnten nachweisen, dass MMS im menschlichen Körper wie ein starkes Antibiotikum wirkt, allerdings nicht nur Bakterien, sondern auch Viren und andere Krankheitserreger wie Protozoen und Pilze erfolgreich abtötet.

Als oxidiertes Biozid „explodieren" Chlordioxid-Ionen förmlich, wenn sie mit schädlichen Erregern in Kontakt kommen, ohne dabei gesunde Mikroorganismen zu zerstören, anders als zum Beispiel herkömmliche Mundspülungen wie z. B. Chlorhexadin, die meist aggressivere Substanzen enthalten und damit auch gesunde Bakterien abtöten.

Chlordioxid (MMS mit Säure aktiviert) raubt pathogenen Viren und Bakterien Elektronen durch Oxidation, was diese nicht überleben. Aufgrund dieser Eigenschaft ist Chlordioxid auch für die Herstellung einer gesunden Mundflora sehr wertvoll und wird bereits seit einigen Jahren bestimmten Mundpflegeprodukten zugesetzt.

Bei Abszessen, Zahnfleischentzündungen und -vereiterungen, Infektionen im Mundraum und akuten Schmerzen empfiehlt Humble Folgendes:

„Mischen Sie sechs bis zehn Tropfen MMS mit einem halben Teelöffel Zitronen-, Limettensaft oder Essig in einem Glas und warten Sie drei Minuten. Geben Sie dann 50 ml Wasser hinzu. Verwenden Sie diese Lö-

sung zum täglichen Zähneputzen oder für 2-3 Mundspülungen pro Tag, bei denen die Lösung nicht länger als eine Minute im Mund behalten werden sollte. Später nur noch einmal täglich. Zahnbürste mit MMS begießen und Zähne putzen sowie Zahnfleisch massieren. Entzündungen, Verfärbungen und Mundgeruch lassen schnell nach. Bei Entzündungen in der Tiefe (z.B. Wurzelentzündung) zusätzlich ein paar Tropfen DMSO zu den aktivierten Tropfen geben."

Die Lösung sollte jeden Morgen neu angesetzt werden. Zahnfleischvereiterungen und Mundrauminfekte sollten dadurch in zwei bis drei Wochen abklingen. Selbst lockere Zähne sollen durch diese Anwendung wieder fest werden. Mittlerweile gibt es sogar fertig zubereitete Tabs auf der Basis von Chlordioxid, die man nur noch im Wasser auflösen muss. Mit der Lösung kann man sich dann die Zähne putzen oder Mundspülungen machen.

Bitte beachten: Kronen, Brücken und Implantate können durch MMS-Spülungen ihre Farbe verändern. Bei mir haben MMS-Spülungen zu einer gelblichen Verfärbung meiner Zähne geführt, die allerdings nach Absetzen des Verfahrens wieder komplett zurückgegangen ist. Einen Zahnherd konnte ich mit MMS-Spülungen erfolgreich behandeln, einen anderen nicht.

Leider habe ich nur wenige Erfahrungen von anderen Betroffenen sammeln können und bin auch ein wenig skeptisch, in wie weit der Säuregehalt der MMS-Spülungen den Zähnen sogar Schaden zufügen kann. Daher verwende ich MMS nicht regelmäßig für die Zahnpflege. Es soll jedoch inzwischen ein neues MMS-Produkt auf dem Markt geben, das bereits aktiviert verkauft wird und einen neutralen pH-Wert aufweist.

d) Ölziehen – Gegen Bakterien und für weiße Zähne

Durch regelmäßiges Ölziehen kann man seine Zähne auf natürliche und sanfte Weise aufhellen und das ganz ohne Nebenwirkungen oder hohe

Kosten. Ölziehen macht die Zähne nicht nur weißer, sondern auch gesünder.

Das Öl bindet die in der Mundhöhle vorhandenen Bakterien und Keime, nimmt Giftstoffe auf und transportiert sie durchs Ausspucken aus dem Körper. Dadurch wird der Körper auf sanfte Weise entgiftet, wodurch zahlreiche Beschwerden wie Allergien, Kopfschmerzen oder andere Übersäuerungserscheinungen gelindert werden können. Zahnbeläge, verursacht durch Tabak-, Kaffee,- Rotwein- oder Teekonsum, verschwinden nach und nach, und gelbe Zähne werden weißer.

Dieses Naturheilverfahren, das seit langem in der indischen, russischen und tibetischen Heilkunde praktiziert wird, wirkt vorbeugend und lindernd gegen Entzündungen im Mundraum, soll lockere Zähne wieder fester machen, bei Zahnfleischbluten helfen, die Bakterienanzahl vermindern und sich ebenfalls positiv auf die oben genannten Beschwerden auswirken.

Zum Ölziehen benötigen Sie ein hochwertiges, kalt gepresstes Speiseöl. Die meisten Vertreter bevorzugen Sonnenblumenöl, auch Sesam- oder Traubenkernöl sind beliebt. Ich benutze sehr gerne naturbelassenes Kokosöl, das durch seinen hohen Gehalt an Laurinsäure antibakterielle Eigenschaften hat.

Nehmen Sie von dem ausgewählten Öl, am besten morgens direkt nach dem Aufstehen, einen Esslöffel in den Mund und spülen ihn einige Minuten kräftig zwischen den Zähnen hin und her. Sie können das Öl „kauen", zwischen den Zahnzwischenräumen hindurchziehen oder einfach nur hin und her bewegen.

Die entgiftende Wirkung erkennen Sie daran, dass das Öl nach der Anwendung milchig-trüb und leicht dickflüssig wird. Achten Sie darauf, das Öl nicht zu verschlucken. Am besten spuckt man es in die Toilette oder in ein Taschentuch und spült anschließend den gesamten Mundraum gründlich mit Wasser aus, um alle restlichen, giftstoffhaltigen

Reste und Rückstände zu entfernen. Wer mag, kann anschließend seine Zähne wie gewohnt putzen – natürlich am besten mit einer Zahnpasta ohne Fluor oder anderen schädlichen Zusatzstoffen.

Hinweis: Viele Vertreter des Ölziehens empfehlen eine Spüldauer von 10 bis 20 Minuten. Dabei kann es über die Mundschleimhaut jedoch zu einer Rückvergiftung kommen. Es ist daher ratsamer, das Öl nicht länger als drei bis vier Minuten im Mund zu behalten, dann auszuspucken, den Mund kurz mit Wasser auszuspülen und die Anwendung mit frischem Öl zu wiederholen.

Indem Sie 3 – 4 solcher Spülungen zu jeweils 3 – 4 Minuten Dauer machen, verhindern Sie zum einen eine Rückvergiftung und erzielen gleichzeitig eine intensivere Reinigungswirkung, da jede Spülung mit frischem Öl eine stärkere Bindungskapazität besitzt.

Ölziehen kann entweder täglich oder als Kur über 4 bis 6 Wochen am Stück durchgeführt werden.

e) Mundspülungen mit Xylit

Xylit ist ein aus Früchten, Mais, Getreide oder Birkenrinde gewonnener Zuckeralkohol. Er schmeckt fast genauso süß wie herkömmlicher Haushaltszucker, wobei er deutlich weniger Kalorien hat und im Gegensatz zu normalem Zucker bei der Vorbeugung und Behandlung von Karies eingesetzt wird. Bereits 1970 entdeckten finnische Forscher der Universität Turku unter der Leitung von Kauko M. Mäkinen die antikariogene Wirkung von Xylit. Die Versuchsteilnehmer mussten mehrmals täglich Mundspülungen mit Xylit ausführen und schnitten am Ende hinsichtlich Kariesneubildung deutlich besser ab als ihre Kontrollgruppe ohne Xylit-Mundspülungen.

Die Bakterien, die für die Kariesentstehung verantwortlich sind, können diesen Zuckeralkohol nicht verstoffwechseln und können bei regelmäßiger Anwendung sozusagen „ausgehungert" werden. Auch die Plaquebildung wird durch Xylit gehemmt und angeblich soll dieser Zucker-austauschstoff auch die Remineralisierung der Zähne fördern.

Kein Wunder also, dass Xylit in Finnland schon seit über 10 Jahren ein-gesetzt wird:

- in Zahnpflegeprodukten wie Zahnpasta, Kaugummis, Dragees

- in Süßigkeiten, Bonbons und Limonaden

- als Zuckeraustauschstoff in Diätprodukten und Nahrungsmit-teln, die aufgrund der nahezu insulinunabhängigen Verstoff-wechselung von Xylit auch für Diabetiker geeignet sind

Befürworter von Xylit empfehlen 5 – 10 g Xylit für die tägliche Zahn-pflege. Entweder man macht Spülungen mit Xylitpulver oder kaut bis zu sechs Xylit-Kaugummis über den Tag verteilt, am besten kurz nach den Mahlzeiten.

Auch bei Xylitprodukten sollte man, wie bei leider mittlerweile allen Naturprodukten, auf genetisch unveränderte Bestandteile achten.

Meine Erfahrungen: Nach einem Jahr konsequenter Anwendung von Mundspülungen mit Xylit genieße ich immer noch das saubere Gefühl nach den Spülungen. Die Zähne werden spürbar glatter und heller. Al-lerdings konnte ich keine Besserung an meinen kariösen Stellen fest-stellen. Zwar hat sich die Karies auch nicht verschlechtert oder ausge-breitet, aber eben auch nicht verbessert, was ich eigentlich erhofft hatte.

Daher habe ich mir die in Finnland gemachten Studien über Xylit noch einmal näher angesehen und mir ist aufgefallen, dass es insgesamt drei verschiedene Versuchsgruppen gab. Zwei Gruppen, die Xylit in der Zahnpflege verwendeten, und eine Kontrollgruppe ohne Xylit. In bei-den Xylit-Gruppen wurde Xylit als Mundspülung mehrfach täglich an-gewendet, doch in einer Gruppe wurde zusätzlich noch der Zucker aus der Ernährung gestrichen und stattdessen Xylit auch als Süßungsmittel eingesetzt. Zwar kam es bei den Versuchspersonen, die ihre Ernährungsgewohnheiten unverändert ließen, auch zu einer Besserung ihrer Zahngesundheit, doch die besten Ergebnisse bezüglich eines Kariesrückgangs machten vor allem diejenigen, die während der Laufzeit der Studie Xylit nicht nur als Zahnpflegemittel benutzten, sondern auch ihren Zuckerkonsum einschränkten.

Die Vermutung liegt daher nahe, dass eine Zahnpflege mit Xylit, eine Änderung der Ernährungsgewohnheiten nicht ersetzen kann, aber ergänzend zu einer Ernährungsumstellung die Zahngesundheit positiv unterstützen kann. Xylit kann man in Bioläden kaufen oder übers Internet beziehen.

f) Mundspülungen mit Eigenurin
Zugegeben, die Vorstellung den eigenen Urin in den Mund zu nehmen, klingt zunächst einmal mehr als gewöhnungsbedürftig. So sehr haben wir abgespeichert, dass es sich beim Urin um ein mit Gift- und Abfallstoffen angereichertes Ausscheidungsprodukt handelt. Dabei ist die Heilkraft der Eigenharntherapie schon seit Jahrhunderten bekannt und gilt bei verschiedenen Leiden wie z. B. Diabetes, Hauterkrankungen und Dickdarmentzündungen als sehr wirksam.

Entgegen der weitläufig verbreiteten Meinung enthält Urin keine toxischen Stoffe, sondern liefert uns alles, was wir zum Überleben brauchen. Abfallstoffe und giftige Substanzen werden in erster Linie über Leber, Darm, Haut und Lunge ausgeschieden, wohingegen die Hauptaufgabe der Nieren darin liegt, das Gleichgewicht von Körperflüssigkeiten aufrechtzuerhalten und den Gehalt von Mineralstoffen, Salzen, Hormonen und Enzymen im Blut zu überwachen.

Aufgrund der antiseptischen Wirkung von ausgeschiedenem Urin und seinem ausgewogenen Verhältnis an Mineralien, Vitaminen, Hormonen und Antikörpern können Mundspülungen mit Eigenharn hilfreich sein bei infizierten Wurzelkanälen, bei akuten Zahnschmerzen, bei Zahnfleischbluten, Parodontitis und zur Festigung von wackelnden Zähnen. Man fängt dazu den mittleren Strahl des Morgenurins auf und spült damit mehrmals täglich für einige Minuten den Mundraum. Anschließend wird der Urin ausgespuckt.

g) Mundspülungen mit antibakteriellen Kräutern

Auch bestimmte Kräuter und andere Pflanzen haben eine antibakterielle und/oder antientzündliche Wirkung und können daher bei der Zahnpflege zum Einsatz kommen. So zum Beispiel:

- Aloe Vera
- Eukalyptus
- Grüner Tee
- Kamille
- Minze
- Myrrhe
- Propolis
- Rosmarin
- Salbei
- Schafgarbe
- Schwarzer Tee
- Teebaumöl
- Thymian
- Weihrauch

Extratipp: Mundspülung mit Wasserstoffperoxid (H_2O_2)
Etwas, was ich selbst noch nicht ausprobiert habe, was allerdings pathogene Keime im Mund effektiv reduzieren soll, ist eine Mundspülung mit 3-prozentiger Wasserstoffperoxid-Lösung. Damit kann man unverdünnt den Mundraum spülen. Währenddessen entsteht ein weißer Schaum, weil sich Sauerstoff bildet, und das mögen die pathogenen Keime überhaupt nicht. Sobald sich der Schaum bildet, sollte man kurz warten und dann die Zunge mit einem Löffel oder einem

ayurvedischen Zungenschaber säubern. Anschließend wird der Mund mit Wasser ausgespült. Dieses Anwendung kann man kurweise mehrmals am Tag zusätzlich zum Zähneputzen durchführen und damit die Keimzahl in der Mundhöhle deutlich verringern. Zudem hat Wasserstoffperoxid einen aufhellenden Charakter auf die Zähne, und man kann es auch benutzen, um die Zahnborsten zu desinfizieren. Wasserstoffperoxid bekommt man in Apotheken und in einigen Supermärkten.

Kapitel 6: Karies heilen durch Aufdeckung der psychischen Ursachen

Nur, wer die Ursachen einer Krankheit angeht, kann darauf hoffen, dass Heilung möglich wird. Da aus ganzheitlicher Sicht Krankheiten und Symptome immer auch eine psychische Komponente haben, sollte man auch bei Zahnproblemen diesbezügliche Nachforschungen anstellen.

Wer sich im Leben nicht durchsetzen („durchbeißen") und behaupten kann, aufkommende Aggressivität (im Sinne von Lebenskraft) nicht angemessen zu kanalisieren weiß und sich scheut, Unerwünschtem und Überflüssigem mutig die Stirn zu bieten bzw. die „Zähne zu zeigen", seine „psychologischen" Zähne also nicht entsprechend einzusetzen vermag, der läuft Gefahr, dass sein Durchsetzungswerkzeug verkommt und verkümmert. Als Zeichen, dafür, dass man die Dinge im Außen nicht mit Elan anpackt, werden die Zähne, die symbolisch für diese Themen stehen, krank.

Der ganzheitliche Zahnarzt Dirk Schreckenbach fragt in seinem sehr empfehlenswerten Buch „Zahngeflüster – Die Zähne, Spiegelbild deiner Seele" nach dem „Wer oder was greift meine Zähne, meine Substanz an? Was fault da an dem betreffenden Zahn? Wo lasse ich zu, dass „Fremdorganismen", also in diesem Fall die Kariesbakterien, mir meine Substanz zerstören?

Der Heilpraktiker Stephan Hollweg erklärt in seinem Vortrag „Zähne zeigen", (kostenlos anzusehen unter www.youtube.com/watch?v=Vxq43mO8nls), dass Karies, die zunächst den Zahnschmelz befällt, immer auch mit einem Abgrenzungskonflikt zwischen dem Außen und dem Innenleben zu tun haben kann. Denn der Zahnschmelz gehört wie auch die Magen- oder die Darmschleimhaut zu den Schleimhäuten und bildet damit eine Grenze zwischen innen und außen.

Bei Parodontose, wenn die Zähne locker werden und die Zahnwurzeln nicht mehr genug Halt im Knochen finden, wackeln vermutlich auch die Grundpfeiler im Leben. Wo ist man überlastet, wo lebt man sich nicht selbst – so lauten die dazu passenden Fragen.

Der Heilpraktiker Roland Lackner erklärt in seinem Buch „Zähne und Spagyrik": „Erkrankungen der Zähne zeigen, wie wir dem Leben begegnen und wie wir uns durchs Leben kämpfen oder auch beißen. Vielleicht haben Sie ja zu viel Biss oder Sie sind jemand, dem der Biss fehlt. […] Sind Sie jemand, der grundsätzlich für sich oder auch mal für andere Menschen, die keine Lobby oder ein gesellschaftliches Sprachrohr haben, einsteht und seine oder die Rechte anderer einfordert? Oder sind Sie vielleicht jemand, der sich nicht traut, seine Meinung zu sagen und für seine Rechte einzutreten?" Auch ein Mangel an Selbstvertrauen und das Nicht-nein-sagen-Können sind Themen, die mit Zahnproblemen in Zusammenhang stehen können, so der Heilpraktiker.

Die russische Heilerin Lumira erklärt auf Ihrer CD „Gesunde Zähne", dass unsere Zähne aus schamanischer Sicht betrachtet das Symbol für unsere Verwurzelung mit dem Leben sind. Der Zahnknochen bildet sozusagen den Boden, in dem unsere Zähne wachsen und gedeihen können. Wenn wir Probleme mit unseren Zähnen haben, sollten wir uns daher fragen, wie gut wir mit unserem Leben verwurzelt sind. Wie sehr haben wir unser Leben angenommen? Wie sehr sind wir in uns und mit uns verwurzelt?

Beschädigte Zähne rühren laut Lumira daher, dass wir unser Leben viel zu wenig nach den eigenen Vorstellungen leben, sondern so, wie es von der Gesellschaft und unserer Umgebung erwartet wird. Wer seine Talente, Fähigkeiten und Neigungen leugnet, leugnet damit auch die entsprechenden Seelenanteile, so die Schamanin. Als Folge davon fallen die Zähne aus, verlieren an Kraft und Stabilität oder gehen kaputt.

Lumira empfiehlt daher bei Zahnproblemen Übungen zur Anbindung an die Erde, um die eigenen Wurzeln zu stärken, und lädt uns dazu ein, die verlorenen Seelenanteile wieder zurückzuholen und damit zu beginnen, sie zu leben und uns als vollständiges Wesen anzunehmen.

Wer sich hier angesprochen fühlt, dem empfehle ich die DVD von Lumira „Gesunde Zähne", auf der die Schamanin nicht nur ihre Sichtweise für Zahnprobleme schildert, sondern auch eine Meditation und Energieübertragung zur Heilung der Zähne durchführt.

Des Weiteren dienen Zähne natürlich auch als Attraktivitätssymbol. Wer schön geformte und weiße Zähne hat, wirkt ansehnlich und gesund. Die Natur weiß, dass ein gut gefüllter Mineralstoffvorrat wichtig für die Gesundheit des Nachwuchses ist, und hat daher einen Mechanismus eingebaut, damit wir taugliche Fortpflanzungspartner wählen. Volles, glänzendes Haar spricht ebenso für einen hervorragenden Gesundheitsstatus wie ein strahlend schönes Lächeln. Bei Problemen mit den Zähnen sollte man sich das Thema „Attraktivität" einmal näher anschauen. Wie steht man zu sich selbst, zu seinem eigenen Spiegelbild? Fürchte ich mich insgeheim davor, attraktiv zu wirken und mich meiner Sexualität zu stellen?

Wenn wir abgespeichert haben, dass wir nicht schön sind, nicht schön sein können oder dürfen, oder aber dieses Thema zu wichtig nehmen, könnte sich das an unseren Zähnen spiegeln. Und, wenn die Angst vor dem anderen Geschlecht bzw. einer Bindung zu groß ist, könnte es sein, dass unsere kranken und beschädigten Zähne uns helfen wollen, potentielle Interessenten abzuschrecken.

Wenn wir uns für die psychischen Aspekte öffnen, die hinter unseren Zahnproblemen stecken können und damit Unbewusstes bewusst machen, ist das ein entscheidender Schritt in Richtung Heilung. Alles, was hilft, die verborgenen Ursachen an die Oberfläche zu bringen und sich damit auszusöhnen, kann hier sehr wertvoll und gewinnbringend sein.

Mehr über die Bedeutung einzelner Zähne finden Interessierte in dem Beitrag „Zähne zeigen" von Stephan Hollweg, kostenlos anzusehen unter: *www.youtube.com/watch?v=Vxq43mO8nls*

Eine schöne Übersicht mit der Auflistung der Bedeutung der einzelnen Zähne finden Sie übrigens unter *www.zahnbedeutung.de* oder mit sehr ausführlichen und spannenden Informationen inklusive zahlreicher Abbildungen in dem Buch „Was Zähne zeigen" von Michele Caffin.

Exkurs: Karies und Spagyrik

Die ganzheitliche Spagyrik, ein uraltes Naturheilverfahren, beschäftigt sich mit der Frage, wie Pflanzenessenzen den Menschen auf all seinen Ebenen (Körper, Geist und Seele) bei der Heilung unterstützen können. Dabei werden physische, ätherische und energetischen Aspekte der Pflanzen durch ein besonderes alchemistisches Herstellungsverfahren aus den Pflanzen gelöst und auf eine neue, verfeinerte und transformierte Ebene gebracht. Durch die Gabe dieser Pflanzenessenzen können Heilimpulse auf höherer Ebene ausgelöst werden.

Bei der Behandlung von Karies spielt die Kamille (Matricaria chamomilla) die Hauptrolle bei der spagyrischen Betrachtung. Auch in der Spagyrik gilt der süß schmeckende, raffinierte Haushaltszucker als der entscheidende Auslöser für die Entstehung von Karies. Das starke Verlangen nach Süßem wird hier als Sehnsucht nach Mutterliebe betrachtet. Die fehlende Mutterliebe wird sozusagen durch den übermäßigen Zuckerkonsum kompensiert. Weil die Kamille eine weiß-blaue Aura besitzt und die Energie der Himmelsmutter

Maria verkörpert, kann sie dabei helfen, sich vom „Mutter-ersatz" Zucker zu lösen und nach echter und authentischer Mutterliebe zu suchen.

Weiterführende Hinweise mit genauen Mischungsangaben für unterschiedlichste Zahnprobleme finden Interessierte in dem Buch „Zähne und Spagyrik" von Roland Lackner.

Kapitel 7: Karies heilen durch Mentaltechniken

Wie bereits angesprochen, gibt es immer mehr Hinweise darauf, dass unsere Gefühle und Gedanken einen Einfluss auf unsere Gesundheit haben. Wer das (noch) nicht glauben kann, sollte sich das Buch „Die neue Medizin des Bewusstseins" von Dawson Church nicht entgehen lassen. Hier finden Interessierte die neusten Forschungsergebnisse zum Thema „Wie Gedanken und Gefühle unsere Gene beeinflussen können". Sehr spannend und bereichernd.

Wenn wir also davon ausgehen, dass Einstellungen und Gefühle zu unserer Gesundheit beitragen können, sollten wir auch hier ansetzen und entsprechende geistige Übungen in Erwägung ziehen. Um den Rahmen meines Ratgebers an dieser Stelle nicht zu sprengen, möchte ich hier statt genauer Anleitungen lieber Verweise auf die Verfahren der Profis geben.

Meiner Meinung nach sehr zu empfehlen sind dazu die beiden Bücher von Lumira „Erneuere deine Zellen: Eine russische Heilerin offenbart ihr energetisches Verjüngungsprogramm." und „Du bist die Quelle des Lebens! Fundamentale Werkzeuge der Erneuerung und Verjüngung". Beide Bücher sind reich an Mental-Übungen zur Wiederherstellung der Gesundheit inklusive spezieller Übungen für die Heilung von Zähnen. Darüber hinaus enthalten beide Bücher je eine CD mit geführten Meditationen. Ganz besonders wertvoll ist die CD „Gesunde Zähne" von Lumira mit einem Vortrag der russischen Schamanin zum Thema „Zahngesundheit" inklusive einer tiefgehenden, geführten Meditation.

Auch den Tipp der Zahnärztin Dr. Karin Bender-Gonser Löcher in den Zähnen mit Hilfe der Vorstellung Sand in das Loch zu schütten, finde ich interessant. Eine genaue Anleitung dazu gibt es hier:

www.youtube.com/watch?v=J49M9dsIe94

Spannend sind auch die Heilmethoden von Grigori Grabovoi. Der russische Mathematiker und Spezialist für Energieinformatik ist seit seiner Kindheit hellsichtig und entwickelte einzigartige Zahlenkombinationen und geistige Technologien, die die Gesundheit sogar bei hoffnungslosen Diagnosen wiederherstellen und Organe des Menschen regenerieren können. Seiner Ansicht nach ist der Mensch der Schöpfer aller Ereignisse seiner Realität und kann lernen, diese bewusst zu steuern.

Da die Übungen von Grabovoi recht komplex sind und für unsere westlich geprägten Denkstrukturen, die hauptsächlich auf der Funktion der linken Gehirnhälfte basieren, ein wenig ungewöhnlich erscheinen, würde ich zum Erlernen der Grundprinzipien einen Fernkurs bei Holger und Damian von Basisimpuls empfehlen. Mehr Infos unter: *www.345.basis-impuls.de*

Die beiden sind richtige Profis in der Anwendung der russischen Heilmethoden nach Grabovoi und verstehen es, die doch recht komplexen Zusammenhänge und Ausführungen verständlich und nachvollziehbar zu erklären. Ein (Fern-)Seminar bei den beiden ist garantiert seine Investition wert.

Eine ebenfalls spannende und meiner Meinung sehr effektive Methode mit großem Potenzial stammt von dem Wissenschaftler W. M. Bronnikov. Bronnikov erforschte viele Jahre lang uralte Übungssysteme aus geheimen Tao-Yoga-Techniken und entwickelte daraus eine universelle Methode mit dem Namen „Informationelle Entwicklung des Menschen". Hier werden Übungen vorgestellt mit dem Ziel der Entwicklung einer Persönlichkeit, die resistent gegen Einflüsse der aggressiven energetisch-informationellen Umwelt ist, sowie die Entwicklung des bewussten Menschen, der Führer im Sozialleben sein kann, um die soziale Umgebung zu verbessern.

Wer diese Methode beherrscht, soll sich selbst von Krankheiten heilen bzw. vor diesen schützen können und erhält viele weitere für den gewöhnlichen Verstand nicht fassbare Fähigkeiten. Bei Interesse lohnt ein Blick auf das deutsche Bronnikov-Center: *www.bronnikov-center.de/?page_id=452*

Für ein besseres Vorstellungsvermögen, wie eine Zahnregeneration ablaufen könnte, empfehle ich dieses Kurzvideo, das als Meditationsanleitung zum Nachwachsen von Zähnen gedacht ist: *www.youtube.com/watch?v=aytDGi1fbUo*

Kapitel 8: Karies heilen durch zahnärztliche Behandlungsmaßnahmen

Wie ich bereits in der Einleitung erwähnt habe, führt das Wegbohren von Karies aus meiner Sicht nicht zur Heilung der Zähne, sondern stellt eine Behandlung auf der Symptomebene dar. Bei jeder Bohrung wird nicht nur von Bakterien befallene Zahnsubstanz entfernt, sondern immer auch ein Anteil gesunder Zahnmaterie. Ist die Karies bereits bis in die Nähe der Zahnwurzel vorgedrungen, können Bohrungen mit zu hoher Geschwindigkeit den Nerv nachhaltig traumatisieren, so dass er im Laufe der Zeit abstirbt.

Wir sollten uns klar machen, dass bei einer Kariesentfernung durch Bohren in wenigen Sekunden gesunde Zahnsubstanz zerstört wird, wofür Kariesbakterien deutlich länger gebraucht hätten. Andererseits warnen Zahnärzte davor, dass sich Karies umso schneller verbreitet, je tiefer sie bereits in den Zahn eingedrungen ist.

Glücklicherweise gibt es inzwischen jedoch neue Methoden, die ganz ohne Bohrer auskommen, um Karies zu entfernen, zumindest dann, wenn die Karies noch nicht weit fortgeschritten ist. Dabei ist die Grundidee, die Kariesbakterien auszutrocknen und damit den Entkalkungsprozess zu stoppen. Allerdings sind erst wenige Zahnärzte mit diesen neuen Verfahren vertraut, die zudem recht zeitaufwendig sind und von den Krankenkassen in der Regel nicht übernommen werden. Ob solche Methoden frei von unerwünschten Nebenwirkungen sind, bleibt abzuwarten. Eine wirkliche Alternative zur Kariesprophylaxe sind sie ganz sicher nicht.

Bohrerfreie Methoden zur Kariesentfernung im Überblick:

Curodont: Hierbei wird der entkalkte Zahn mit Eiweiß aufgefüllt, an das sich Kalzium- und Phosphationen aus dem Speichel anheften sollen, wodurch der Zahn remineralisiert wird. Pro Zahn muss man hier um die 100 bis 200 Euro rechnen.

Carisolv: Bei dieser Methode wird die kariöse Stelle mit einem speziellen Gel weich gemacht und anschließend abgeschabt. Das ist deutlich sanfter als ein aggressives Bohren, so dass der Zahnnerv weniger belastet wird.

Hall-Technik: Diese Technik wurde für kariesgeschädigte Milchzähne entwickelt. Über die betroffenen Zähne wird eine Stahlkrone aufgebracht und zwar ohne vorher den Zahn anzubohren. Die Kariesbakterien werden dabei einfach „einzementiert", wodurch diese sozusagen verhungern. Beim Zahnwechsel verliert das Kind die Krone wieder und der neue Zahn ist hoffentlich kariesfrei.

Icon: Hierbei wird die kariöse Stelle mit einem dünnflüssigen Kunststoff porentief versiegelt. Ob die Karies dadurch für immer gestoppt wird, ist noch unklar, sicher ist jedoch, dass der Patient so mindestens für fünf Jahre Ruhe hat. Kostenfaktor: Etwa 120 Euro pro Zahn.

Laser: Bei der Laserbehandlung werden kariöse Stellen abgetragen und gleichzeitig auch desinfiziert. Auch diese Methode soll die Zahnwurzel weniger irritieren als die herkömmliche Kariesentfernung mittels Bohrer.

Kapitel 9: Kinder und Karies

Gerade bei Kindern kann Karies verheerende Folgen haben. Die betroffenen Zähne können starke Schmerzen und Entzündungen verursachen und müssen dann oft gezogen werden. Dadurch können sich die Kieferknochen so fest verschließen, dass der Durchbruch der neuen Zähne stark erschwert wird.

Fehlende Zähne können auch bei Kindern zu Problemen beim Kauen und Schlucken führen. Ebenso kann die Sprachentwicklung durch fehlende Zähne behindert werden. Zahnprothesen bereits im Kleinkindalter sind daher keine Seltenheit.

Zahnärztliche Behandlungen sind für Kleinkinder besonders traumatisch
Niemand geht gerne zum Zahnarzt. Doch im Gegensatz zu Erwachsenen können Kinder unter drei Jahre nicht verstehen, wieso eine Zahnbehandlung nötig ist. Die erlebten Schmerzen wirken meistens traumatisch. Daher werden zahnärztliche Eingriffe bei Kindern oft nur unter Narkose durchgeführt. Das ist nicht nur kosten- und personalintensiv, sondern bringt immer auch gewisse Risiken für den kleinen Patienten mit sich. Doch zum Glück kann Karies bei Kindern verhindert werden.

Denn Karies ist in erster Linie eine Infektionskrankheit. Ohne bestimmte Bakterien in der Mundhöhle kann Karies nicht entstehen. Kinder kommen nicht mit diesen Bakterien zur Welt, sondern stecken sich in der Regel bei Erwachsenen an. Es geht hier nicht darum, Eltern oder anderen Erziehungspersonen ein schlechtes Gewissen zu machen, sondern einzig und allein um Aufklärung. Denn, wenn wir künftig ein paar Dinge beachten, könnte Karies in den nächsten Generationen tatsächlich kein Thema mehr sein. Das wäre wünschenswert, nicht wahr?!

I. Karies bei Kindern vermeiden
1. Kinder vor Ansteckung mit Kariesbakterien schützen

Der beste Schutz gegen Karies bei Kindern ist, die Übertragung mit Kariesbakterien zu vermeiden. Die ersten drei Jahre sind dabei besonders wichtig. Wenn sich in dieser Zeit kaum Karies verursachende Bakterien in der Mundhöhle ansiedeln, sinkt das Risiko für die Entstehung von Karies auch im späteren Leben.

Jeder, der schon einmal Karies hatte oder sogar eine aktive Karies hat, hat Kariesbakterien in der Mundhöhle und kann diese an Kinder (und auch Erwachsene!) durch den Speichel weitergeben. Die häufigsten Übertragungswege an Kinder sind:

- intensive Küsse
- Essen mit dem gleichen Besteck
- Ablutschen / Ablecken von Schnullern, Löffeln oder Flaschennuckeln
- Trinken aus dem gleichen Glas
- Abbeißen vom selben Stück Apfel, Brot usw.
- Zähne putzen mit der gleichen Zahnbürste

Eltern sollten daher, auch wenn´s schwer fällt, diese Dinge vermeiden, um ihre Kinder nicht unnötig mit Kariesbakterien anzustecken. Nehmen Sie als Elternteil weder Schnuller, Flaschen noch Besteck Ihres Kindes in den Mund. Wenn der Schnuller auf den Boden fällt, entfernen Sie den Dreck besser mit etwas Wasser. Auch zu innige Küsse, bei denen der Austausch von Speichelflüssigkeit möglich ist, sollten Sie der Zahngesundheit Ihres Kind zuliebe besser vermeiden. Sobald Kinder selbst essen können, sollten sie ihr eigenes Besteck bekommen und nicht dazu animiert werden, einen Bissen von der Gabel anderer zu probieren.

Kariesbakterien können sich übrigens erst dann ausbreiten, sobald die ersten Zähne durchgebrochen sind. Vorher können sich die Bakterien nicht in der Mundhöhle halten. Deshalb ist es spätestens ab dem ersten Zahn wichtig, den Speichelkontakt mit dem Kind zu vermeiden. Auch Geschwisterkinder können zum Überträger werden, daher sollte man auch größere Kinder über diese Zusammenhänge aufklären!

2. Kindern keine gesüßten Getränke geben

Besonders kritisch betrachten Experten die Gabe von gesüßten Getränken in Nuckelflaschen. Dadurch kommt es besonders schnell zur Ausbreitung von Karies, vor allem im Bereich der Schneidezähne, weil die gesüßte Flüssigkeit lange Zeit im Mund bleibt und den Karies verursachenden Bakterien so als optimale Nahrung dient. Gesüßte Tees, Kakaogetränke, Fruchtsäfte (auch verdünnt) gehören nicht in die Flasche des Kindes. Geben Sie Ihrem Kind ausschließlich Wasser und nicht gesüßte Früchte- und Kräutertees zum Trinken!

Aufgepasst: Auch Muttermilch nährt Kariesbakterien
Muttermilch ist die beste Nahrung fürs Kind. Das stimmt absolut! Dennoch kann auch Muttermilch Karies fördern. Denn auch der in der Muttermilch enthaltene Milchzucker kann Kariesbakterien als Nährboden dienen. Milchzucker wird zwar erst im Dünndarm aufgespalten, aber Kariesbakterien können vorab jede Art von Zucker (Einfach-, Zweifachzucker und sogar Stärke) verstoffwechseln und daraus für die Zähne gefährliche Säure bilden.

Das bedeutet, dass ab dem Durchbruch des ersten Zahnes auch Muttermilch zur Entstehung von Karies beitragen kann. Idealerweise sollten dem Kind nach jedem Stillen bzw. Füttern die Zähne gereinigt wird – auch nachts! Das ist ein Aspekt, den besonders Mütter beachten sollten, die ihre Kinder über einen langen Zeitraum stillen, weil sich größere Kinder in der Nacht gerne auch mal selbst „bedienen".

Die Zahnpflege in der Nacht geht auch ohne Zahnbürste. Anstelle dessen nimmt man kleine Fingerlinge, mit denen man die Zähne wie mit einem Waschlappen abreibt. Idealerweise tunkt man den befeuchteten Fingerling in etwas Xylit, das nachweislich Kariesbakterien abtötet und dazu auch noch angenehm süß schmeckt. Nachts ist das besonders wichtig, weil der Speichelfluss dann reduziert ist, was dazu führt, dass sich Kariesbakterien in der Nacht viel schneller als am Tag ausbreiten können. Um sich die Zahnpflege in der Nacht so bequem wie möglich zu machen können sich Müttern ganz einfach Glas Wasser mit gelöstem Xylitpulver und Fingerlinge auf den Nachttisch parat stellen.

3. Feste Nahrung statt Brei

Nach dem Stillen füttern die meisten Eltern ihre Kinder in den ersten Lebensmonaten ausschließlich mit Brei. Das mag zwar kindgerecht klingen, ist aber für eine gesunde Zahnentwicklung nicht unbedingt förderlich. Sobald die Backenzähne durchbrechen, sollten Kinder ans Kauen fester Nahrung gewöhnt werden. Denn dadurch wird der Speichelfluss angeregt, der die Zähne säubert und wichtige Stoffe enthält, um die Zähne zu stärken und vor Karies zu schützen.

4. Kariesfreundliche Ernährung für Kinder

Für Kinder gelten die gleichen Ernährungsrichtlinien wie für Erwachsene, um Karies vorzubeugen oder zu stoppen. In erster Linie geht es auch hier darum, den Zuckerkonsum zu reduzieren oder im besten Fall sogar ganz zu vermeiden. Denn Karies verursachende Bakterien lieben Zucker. Das heißt, je weniger Zucker Ihr Kind in den ersten Lebensjahren zu sich nimmt, desto schwieriger haben es die Bakterien, sich zu vermehren. Eine zuckerfreie Ernährung wäre daher ideal. Solange Ihr Kind noch nicht in den Kindergarten geht und Sie es in der Hand haben, was es isst, geben Sie Ihrem Kind keine Süßigkeiten oder andere Dinge, die raffinierten Zucker enthalten. Die Süße von Früchten reicht absolut aus.

Da Kinder immer genau das essen wollen, was andere essen, gehen Sie mit gutem Beispiel voran und vermeiden Sie es, in den ersten Jahren vor Ihrem Kind zu naschen. Wenn Sie auf eine zuckerfreie Ernährung bei Ihrem Kind achten, hat das gleich mehrere Vorteile. Sie reduzieren damit nicht nur das Risiko für Karies, sondern verhindern auch, dass Ihr Kind später keine starke Vorliebe für Süßes entwickelt, denn unsere Geschmacksvorlieben sind vor allem eine Frage der Gewohnheit.

Da Zucker nicht nur die Zähne angreift, sondern auch die Ursache für viele Krankheiten und Übergewicht sein kann, legen Sie so den Grundstein für eine optimale Gesundheit Ihres Kindes.

Wenn Kinder bereits an den Verzehr von Süßem gewöhnt sind, bringt es wenig, den Zuckerkonsum durch Verbote reduzieren zu wollen. Sinnvoller wäre es, die Süßigkeiten mit zahnfreundlichen Alternativen zu ersetzen und diese eventuell auch selbst herzustellen. Der bereits erwähnte Birkenzucker Xylit hat nachweislich eine karieshemmende Wirkung und lässt sich genauso verwenden wie Zucker. Xylit kann sogar zum Backen genutzt werden. Auch Erythrit und Stevia sind zum Süßen von Speisen geeignet und bieten Kariesbakterien ebenfalls keinen Nährboden.

Ganz allgemein sollte auch bei Kindern auf eine basenbildende Ernährung mit viel frischem Grünzeug geachtet werden, um den Säure-Basen-Haushalt im Gleichgewicht zu halten. Denn, wie bereits erwähnt, macht eine Übersäuerung des Körpers die Zähne von innen her anfällig für Karies.

5. Zahnpflege bei Kindern zu einem Erlebnis machen
Auch bei der Zahnpflege gelten für Kinder die gleichen Empfehlungen wie für Erwachsene. Und zwar ab dem Durchbruch des ersten Zahnes!

Denn ab diesem Zeitpunkt können Kariesbakterien ihren Schaden anrichten, und genau das kann verhindert werden, wenn die Zähne regelmäßig vom Zahnbelag befreit werden und das Mundmilieu basisch gehalten wird. Daher sollten auch Kindern – am besten nach jedem Essen – die Zähne putzen. Aufgrund der bedenklichen Zusätze, die sich oft in herkömmlichen Zahnpflegemitteln befinden, sollte mach auch bei der Zahnpflege von Kindern auf die Inhaltsstoffe achten oder noch besser selbst gemachtes Zahnpulver oder selbst hergestellte Zahncreme verwenden.

Zahnpflege mit Kindern ist natürlich nicht immer einfach, denn im Allgemeinen macht Zähneputzen keinen Spaß. Doch das muss nicht sein. Machen Sie das Zähneputzen zu einem Erlebnis der besonderen Art, indem Sie ein Spiel, ein besonderes Ritual daraus machen. Lassen Sie Ihr Kind seine Zähne mit den Fingern einreiben, am besten mit einem basischen Pulver wie Sango-Koralle oder karieshemmenden Substanzen wie Xylit. Machen Sie eine kleine Challenge daraus, wer seine Zähne am besten putzt. Sobald Ihr Kind in der Lage ist zu gurgeln, können Sie sich auch einen Spaß daraus machen, mit einem Schluck in Wasser gelöstem Xylit im Mund Lieder zu singen und dabei ganz nebenbei die Zähne zu pflegen.

Auch für Kinder ist es wichtig, zu verstehen, wieso etwas getan werden sollte. Erklären Sie Ihrem Kind auf altersgerechte Weise, wie wichtig die richtige Pflege seiner Zähne ist. Dazu können Sie auch die Erklärvideos der Kinderzahnärztin Karin Bender-Gonser zur Hilfe nehmen, die für Kinder ab etwa sechs Jahren geeignet sind. Hierin erklärt Fr. Bender-Gonser auf kindgerechte Art und Weise wie Karies entsteht, wie man seine Zähne richtig putzt und wie man sein eigenes Zahnpulver herstellt.

Teil 1: *www.youtube.com/watch?v=ZFp8S1GqXH8*

Teil 2: *www.youtube.com/watch?v=XEZAtDC8CEo*

Exkurs: Wie sinnvoll sind Versiegelungen?

Versiegelungen bei Kindern sind nach Ansicht ganzheitlich denkender Zahnärzte nicht nur unnötig, sondern sogar grob fahrlässig. Wenn die Zähne durchbrechen, hat sich der Zahnschmelz noch nicht komplett ausgebildet und muss erst noch aushärten. Das kann aber nur mit Hilfe des Speichels geschehen. Wenn die Zähne kurz nach dem Durchbrechen versiegelt werden, kann der Zahnschmelz also nicht richtig reifen. Wenn dann die Versiegelung nach ein paar Jahren undicht wird, was zwangsläufig passiert, liegt der unreife Zahnschmelz frei und der Zahn ist deutlich anfälliger für Karies, als wenn der Zahnschmelz hätte ausreifen können.

Zudem enthalten Versiegelungen in der Regel Inhaltsstoffe wie Weichmacher und Fluoride, die nicht gerade förderlich für unsere Gesundheit sind. Besser ist es, Karies durch eine zuckerarme und vitalstoffreiche Ernährung sowie eine entsprechende Zahnpflege vorzubeugen.

II. Zusätzliche Hinweise für Eltern
1. Homöopathie als sanfte Lösung bei Zahnproblemen

Zahnprobleme bei Kindern lassen sich sehr gut mit Homöopathie behandeln. Vor allem bei konstitutionell-bedingter Kariesanfälligkeit (insbesondere beim Milchgebiss) sowie bei Kiefer- und Zahnmissbildungen und Parodontose/-itis funktioniert Homöopathie. Beliebte Mittel zur Behandlung kariöser Zähne sind zum Beispiel Staphisagria, Silicea, Kreosotum und Calcium-Salze wie Buchenteer). Leider wird eine solche Behandlung in der Regel nicht von den Krankenkassen übernommen.

Dr. Roland Schule, niedergelassener Zahnarzt in eigener Praxis in Neckarsulm, hat die Erfahrung gemacht, dass gerade Kinder sehr gut auf eine homöopathische Behandlung ansprechen. Sehr häufig passiert es, dass Karies im Frühstadium wieder remineralisiert und sich der ursprüngliche Zustand wieder einstellt.

2. Kinder nur von speziell ausgebildeten Kinderzahnärzten behandeln lassen

Wie bereits angesprochen, kann eine zahnärztliche Behandlung bei Kindern traumatisch wirken. Um das zu verhindern, sollte eine Zahnbehandlung bei Kindern immer nur von ausgebildeten Kinderzahnärzten oder Zahnärzten mit einer Hypnoseausbildung durchführen lassen. Einen entsprechend aus gebildeten Zahnarzt in seiner Umgebung kann man hier finden:

www.dgzh.de/info/hypnosezahnaerzte/hypnosezahnaerzte.html

Bei diesen Zusatzausbildungen lernen Zahnärzte auf die besonderen Bedürfnisse des Kindes einzugehen und eine kindgerechte Sprache zu verwenden. So gibt es dort keine Bohrer oder Spritzen, sondern Zahnwaschanlagen und Zahnschlafwasser. Dadurch lassen sich Ängste vermeiden und die Kinder werden aufgeschlossen für die Behandlung. Durch spezielle Hypnose-Techniken kann dabei häufig auf den Einsatz von Spritzen verzichtet werden.

3. Fehlstellungen von Zähnen mit sanften Methoden behandeln

Anstelle von herkömmlichen Maßnahmen der Kieferorthopädie wie Zahnspangen und Breckets, die einen nachhaltig negativen Einfluss auf das gesamte Körpersystem haben können, können Zahnfehlstellungen inzwischen auch durch sanftere und weniger invasive Methoden korrigiert werden. Zwei dieser Alternativen möchte ich an dieser Stelle gerne erwähnen, damit Sie sich bei Bedarf näher informieren können: den sogenannten Bionator und das Myobrace-System. Beide Systeme arbeiten mit flexiblen Materialien, so dass sich der Kiefer darunter normal entwickeln kann und keine Funktionsstörungen entstehen.

Auch das präventive Ziehen von gesunden Zähnen, um Platz für Nachbarzähne zu schaffen, sollten Eltern überdenken. In vielen Fällen sind solche Eingriffe überhaupt nicht nötig, bedeuten aber eine massive Belastung auf allen Ebenen. Wenn beim Durchbruch von Zähnen festgestellt wird, dass der Platz für Nachbarzähne tatsächlich nicht ausreicht und sich die Gefahr einer Verschiebung bestätigt, reicht es nach Ansicht vieler Zahnärzte immer noch aus, die betreffenden Zähne zu entfernen.

4. Erste Hilfe bei akuten Zahnschmerzen
Klagen Schulkinder über spontan auftretende Zahnschmerzen ohne erkennbaren Grund am Zahn, ist oft ein verspannter Trapezmuskel die Ursache, ausgelöst durch das Tragen zu schwerer Schultaschen. Die ganzheitlich arbeitende Gesundheitsberaterin Maria Kageaki empfiehlt dann, den Trapezmuskel durch eine Druckpunktmassage zu entspannen (*www.mariakageaki.com/Zahnschmerzen-bei-Kindern-oft-schnell-geloest*).

Dabei werden die schmerzenden Punkte entlang des Trapezmuskels mit den Fingern ertastet und dann jeweils für ca. 5 Sekunden gedrückt und anschließend losgelassen. Der Druck sollte dabei nur langsam gesteigert werden, da er als sehr schmerzhaft erlebt werden kann. Dafür lassen die Zahnschmerzen oft schon direkt beim Loslassen des Punktes nach. Bleiben die Zahnschmerzen trotz wiederholter Anwendung der Druckmassage bestehen, sollte die Ursache selbstverständlich abgeklärt werden. Zur genauen Lage des Trapezmuskels finden Sie hier gutes Anschauungsmaterial: *www.dr-gumpert.de/html/trapezmuskel.html*.

Ein paar Worte zum Abschluss

Liebe Leserin, lieber Leserin,

ich hoffe, dass Ihnen die Ausführungen zum Thema „Karies und andere Zahnprobleme auf natürliche und ganzheitliche Weise vorbeugen und stoppen" in diesem Ratgeber neue Denkanstöße und Impulse geben konnten. Impulse dahingehend, dass eine alternative oder neuartige Behandlung von Karies und anderen Zahnproblemen vielleicht möglich ist und herkömmliche invasive Eingriffe dadurch hoffentlich in Zukunft immer häufiger vermieden werden können.

Auch, wenn es mir bisher leider nicht gelungen ist, meine Karieslöcher zu heilen, so hoffe ich doch der Entstehung neuer Zahnprobleme mit den in diesem Buch zusammengetragenen Informationen effektiv vorbeugen zu können und mir wenigstens den Teil an gesunden Zähnen erhalten zu können, der mir bis heute trotz sträflichster Behandlung in der Vergangenheit erhalten geblieben ist.

Ich weiß aus eigener Erfahrung, dass die hier vorgestellten Hinweise für eine zahnfreundliche Ernährung nicht leicht umzusetzen sind. Und ich kenne die erbarmungslosen Schuldvorwürfe, die man sich macht, wenn man dann doch anders isst, als man es verstandesmäßig als korrekt empfinden würde. Und ich weiß auch um die quälenden inneren Diskussionen, ob dieses oder jenes Lebensmittel tatsächlich ungesund für die Zähne ist oder, ob der Gaumenfreude zuliebe hier und da eine Ausnahme gemacht werden darf.

Und auch, wenn ich Ihnen heute leider noch keine eindeutigen Ergebnisse in Sachen natürlicher Wiederherstellung meiner Zähne liefern kann, so hoffe ich doch, dass ich Ihnen Mut machen konnte im Hinblick darauf, dass Zahngesundheit keine Frage des Schicksals ist, sondern wir sie durch gezielte Maßnahmen unterstützen bzw. sogar wieder herstellen können.

Wie Sie gesehen haben, gibt es zahlreiche Hinweise dafür, dass der Körper durch seine Regenerations- und Selbstheilungskräfte in der Lage ist, sogar starken Zahnverfall zu stoppen. Zudem beschäftigen sich immer mehr Menschen damit, die zur Zeit üblicherweise praktizierten Methoden der Zahnheilkunde zu erweitern. Die Hoffnung ist daher berechtigt, dass die Stärke des morphogenetischen Feldes, das das Thema „Wiederherstellung der Zahngesundheit mit natürlichen Mitteln" beinhaltet (deren Existenz übrigens durch Rupert Sheldrake bereits nachgewiesen wurde und inzwischen selbst von Wissenschaftlern anerkannt wird), immer weiter zunimmt!

Ich bin davon überzeugt, dass die Wirksamkeit dieses Feldes innerhalb der nächsten Jahre derart stark anwachsen wird, dass wir, also Sie und ich lieber Leser, den „Paradigmawechsel in der Zahnheilkunde" vielleicht sogar noch selbst erleben und davon profitieren können.

Bis dahin muss ein jeder selbst entscheiden, was die richtige Behandlung seiner Zähne betrifft. In keinem Fall möchte ich den Eindruck erwecken, mich gegen den Besuch beim Zahnarzt auszusprechen. In vielen Fällen können Methoden der heute herkömmlichen Zahnmedizin das Voranschreiten der Erkrankung und damit den Verlust des Zahnes wenigstens hinaus zögern.

Bis eine vollständige Wiederherstellung der Zähne entsprechend der vorgegebenen göttlichen Norm wieder für uns alle möglich sein wird, können wir durch geistige Arbeit, die Auflösung emotionaler Verstrickungen und durch den Umstieg auf eine zahnfreundlichere Ernährung, unterstützt durch eine sinnvolle Mundhygiene, zumindest versuchen, den Status quo zu erhalten.

In diesem Sinne wünsche ich Ihnen gesunde eigene Zähne ein Leben lang!

Ihre Marion Selzer

P.S.: Ich würde mich sehr freuen, wenn Sie mich per Email an *info@inspiriert-sein.de* informieren, falls Sie an sich das Wunder der Selbstheilungskräfte in Bezug auf Ihre Zähne erleben durften.

Meine Wunschliste an alle Zahnärzte da draußen

→ Ich wünsche mir Zahnärzte, die nicht einfach zum Bohrer greifen, sobald sie eine kariöse Stelle entdecken, sondern Ärzte, die mich als Klient darüber aufklären, dass eine Ernährungsumstellung in vielen Fällen ausreichen kann, Karies zu stoppen, und mir Mut machen, dass eine Ausheilung mit meiner Hilfe möglich ist, und mir die freie Wahl lassen, welchen Weg ich gehen möchte.

→ Ich wünsche mir Zahnärzte, die mir anbieten die „kritischen" Stellen zu beobachten, um so herauszufinden, ob meine Bemühungen Früchte tragen, oder ob stattdessen ein Wegbohren oder andere zahnärztliche Methoden angebracht scheinen, um den weiteren Zerfall zu verlangsamen.

→ Ich wünsche mir Zahnärzte, die mich auch auf die psychischen Hintergründe im Zusammenhang mit Zahnproblemen hinweisen, um mir die Möglichkeit zu geben, die dahinter liegenden Ursachen anzugehen.

→ Ich wünsche mir Zahnärzte, die eine ganzheitliche Zusatzausbildung durchlaufen haben und das Zusammenspiel von Zähnen und Organen kennen und mich darüber informieren.

→ Ich wünsche mir, dass Zahnärzte ihre Klienten eines Tages über die Macht des Geistes unterrichten, ihnen von den unglaublich klingenden

Heilergebnissen aus Russland berichten und ein neues Paradigma der Zahnheilkunde einläuten.

Anhang

I. Bonusmaterial

1. Ursachen und Hilfe bei Zahnfleischrückgang (Paradontalerkrankungen)

Wenn sich das Zahnfleisch zurück bildet, kann das verschiedene Ursachen haben. Im schlimmsten Fall kann es durch Zahnfleischrückgang zum Ausfallen der Zähnen kommen. Glücklicherweise sind wir diesem Prozess nicht hilflos ausgeliefert und können auch hier durch eigene Selbsthilfemaßnahmen viel Positives für unsere Zahngesundheit bewirken. Anbei ein Überblick über die häufigsten Ursachen für Zahnfleischrückgang und wie er sich stoppen lässt.

a) Zahnfleischrückgang durch Parodontitis

Mit der Endung „-tis" werden in der Medizin entzündliche Vorgänge umschrieben, und so bezeichnet auch eine Parodontitis eine chronische Entzündung des Zahnfleischs, die sich aus einer anfänglich akuten Zahnfleischentzündung (Gingivitis) entwickeln kann. Eine solche Entzündung kann sich nur dann ausbreiten, wenn ähnlich wie bei der Entstehung von Karies bestimmte Bakterien im Mundraum die Überhand gewinnen. Anders als bei Karies sind es hier jedoch nicht die Säuren, die den Zahn angreifen, sondern die Ausscheidungen der Bakterien, die toxisch auf das Zahnfleisch und die Kollagenfasern, die die Zahnwurzel halten, wirken.

Das Heimtückische einer Zahnfleischentzündung ist, dass sie keine Schmerzen verursacht und Betroffene die ersten Anzeichen wie Zahnfleischbluten daher nicht immer ernst nehmen. Vor allem dann, wenn die Blutungen wieder aufhören, unterliegt man leicht dem Irrglauben, die Situation habe sich gebessert. Eine akute Entzündung kann zwar wieder ausheilen, aber es kommt nicht selten vor, dass die Entzündung nach innen geht und das anfängliche Zahnfleischbluten zwischendurch abnimmt oder sogar ganz aufhört. Das bedeutet jedoch nicht zwangsläufig, dass das Risiko gebannt ist. Im fortgeschrittenen Stadium greifen die Bakterien auch die Kollagenfasern des umliegenden Gewebes und später auch den gesamten Kieferknochen an. Oft zieht sich dann auch das Zahnfleisch merklich zurück (zu Beginn der Entzündung ist das Zahnfleisch oft geschwollen, so dass das Zahnfleisch noch normal aussieht, doch der Schein trügt leider!) und die Zähne beginnen locker zu werden, wenn die Entzündung auch den Halteapparat, also die Knochen erreicht. Unbehandelt führt eine Parodontitis im Regelfall leider fast immer zum Zahnverlust!

Hier empfehle ich ganz klar den Gang zu einem (ganzheitlichen) Zahnarzt, um das durch die Entzündung abgebaute Gewebe in der Zahntasche entfernen zu lassen. Nur, wenn diese „Müllhalde" beseitigt wurde, hat das Gewebe eine Chance, sich zu regenerieren und zu erneuern.

Bei Entzündungen im Körper sollte man immer aktiv werden. Die Abfälle der Bakterien können über den Blutkreislauf in den gesamten Körper gelangen und diesen belasten. Unser Immunsystem ist dann ständig im Einsatz, um die Entzündung an der Ausbreitung zu hindern. Gelingt das nicht, kann chronisch entzündetes Gewebe (die betroffenen Stellen sind im häufig sogar handtellergroß!) gravierende Spätfolgen haben. Dazu zählen z. B. Frühgeburten, Lungeninfektionen, Rheuma, Schlaganfall, Herz-/Koronar-Erkrankungen und Diabetes.

Darüber hinaus verbrauchen Entzündungen unnötig viel unserer Lebenskraft und wirken sich negativ auf unser seelisches Gleichgewicht aus. Während einer Entzündung ist der Bedarf an Vitalstoffen erhöht. Dazu zählen insbesondere:

- Kalzium
- Magnesium
- Zink

- Eisen
- Vitamin D
- Vitamin C
- Vitamin B_1
- Vitamin B_2
- Vitamin B_6
- Vitamin B_{12}
- Folsäure

Eine vitalstoffreiche Ernährung, wie sie hier im Buch beschrieben wird, ist also besonders wichtig. Gleichzeitig gelten bei Parodontitis die gleichen Aussagen in Bezug auf Zucker, wie sie auch zur Vorbeuge und Linderung von Karies gemacht werden, weil auch hier Bakterien am Werk sind, die sich mit Vorliebe von Zucker und anderen Kohlenhydraten ernähren.

Erste Hilfe bei akuten Entzündungen liefert diese im Ayurveda mit großem Erfolg eingesetzte Paste, die man auf die betroffenen Stellen im Mundraum aufträgt und über Nacht einwirken lässt. Dadurch soll die Entzündung aus dem Gewebe ausgeleitet werden. Dazu mische man:

- 1 TL Kurkuma (wirkt entzündungshemmend)
- 1 TL gemahlene Süßholzwurzel (optional, kann auch weggelassen werden)
- 1 TL Steinsalz
- mit soviel Kokosöl (wirkt ebenfalls entzündungshemmend), dass eine dicke Paste entsteht

Diese Paste gibt man auf die entzündete Stelle, deckt sie mit einem Wattepad ab und lässt die Paste über Nacht einwirken. Am nächsten Morgen das Wattepad entfernen und den Mund mit Wasser spülen. Regelmäßig angewendet kann diese Methode helfen, die Entzündung aus dem Gewebe zu ziehen. Alternativ zu diesem ayurvedischen Rezept kann man ein Kohlblatt auf den betroffenen Zahn legen. Denn auch die Inhaltsstoffe des Kohls wirken entzündungshemmend und können Linderung verschaffen. Zudem sollte man regelmäßig Ölziehen mit Kokosöl praktizieren (siehe Anleitung auf Seite 94 ff.)

Die Einnahme von hohen Dosen Vitamin C aus natürlichen Quellen sowie OPC, das die Wirkung von Vitamin C verzehnfacht, kann den Gewebeaufbau unterstützen. Denn das abgebaute Gewebe besteht vor allem aus Kollagenfasern, für deren Neubildung Vitamin C essentiell ist. Auch eine Supplemtierung mit Vitamin D und B-Vitaminen fördert die Regeneration des Gewebes.

Rauchen sollte man bei Zahnfleischentzündungen meiden, da es sich nicht nur ungünstig auf die Durchblutung auswirkt, sondern auch zulasten der Vitamin-C- und Magnesium-Versorgung geht.

Gut zu wissen:
Implantate sind häufig die Ursache für das Entstehen von Zahnfleischentzündungen. Solche Entzündungen treten so häufig auf, dass sie bereits einen eigenen Namen haben: Periimplantitis. Laut Untersuchungen beträgt das Risiko, an einer durch ein Implantat verursachten Zahnfleischentzündung zu erkranken rund 25 Prozent. Nach Einschätzung des ganzheitlich arbeitenden Zahnarztes und Implantatgegners Prof. Dr. Werner Becker aus Köln führt sogar jedes zweites Implantat innerhalb von zwei Jahren nach der Einsetzung zu einer entzündlichen Reaktion – und zwar unabhängig vom verwendeten Material!

Und selbst, wenn das Implantat „vertragen" wird, bleibt es nach wie vor ein Störfaktor für den Körper, der das Immunsystem ständig fordert. Nur bei einem absolut intakten Immunsystem kann ein Implantat unter Umständen vom Körper toleriert werden. Die Gefahren sind aber selbst dann die gleichen, wie die, die von einem toten (wurzelbehandelten) Zahn ausgehen.

Ausführlich dazu: *www.prof-becker-koeln.de/Auf-ein-Wort....-13.html* oder hier ab Minute 29: *www.prof-becker-koeln.de/Siener-Kongress-2012-32.html*

Als Alternative zu Implantaten empfiehlt Prof. Dr. Becker FM-Schaniere: *www.prof-becker-koeln.de/FM-Scharnier-anstelle-einer-Implantatarbeit-48.html*

b) Zahnfleischrückgang ohne Entzündung

Auch ohne Entzündung kann sich das Zahnfleisch zurückbilden. Das passiert vor allem Menschen, die es mit der Zahnhygiene besonders gut meinen und sich zu fest und zu oft die Zähne putzen. Durch den mechanischen Reiz beim Zähneputzen zieht sich das Zahnfleisch dann immer weiter zurück. Allerdings kommt es hier, anders als beim Zahnfleischrückgang in Folge einer Entzündung, nicht zu einem Knochenabbau. Das heißt, ein Verlust der Zähne ist nicht zu befürchten. Ein Zahnfleischrückgang aufgrund zu intensiver Zahnpflege ist damit in aller Regel nicht gefährlich.

Allerdings kann es infolge des Zahnfleischrückgangs zu empfindlichen Zahnhälsen kommen. Wenn sich das Zahnfleisch zurückzieht, wird ein Teil des Zahnhals freigelegt, der normalerweise bedeckt sein sollte. Hier fehlt dann der sonst schützende harte Zahnschmelz, so dass der freigelegte Teil des Zahnes besonders leicht durch säurehaltige Lebensmittel und Getränke (Früchte, Obstsäfte, Softgetränke, Zuckerhaltiges) entmineralisiert werden kann. Das ist der Grund, weshalb die Zähne dann empfindlich reagieren. Aber ein Zahnverlust ist hierbei nicht zu befürchten.

c) Zahnfleischrückgang durch Knirschen

Auch, wenn zu fest mit den Zähne geknirscht wird, kann sich das Zahnfleisch zurückbilden. Durch das Knirschen können in der Kristallstruktur des Zahnes Kristalle herausbrechen, wodurch es zu keilförmigen

Defekten kommt und sich das Zahnfleisch dann an dieser Stelle zurückzieht. Auch hier droht keine Gefahr für einen Zahnverlust, doch auch dadurch können die Zähne empfindlich werden.

Extratipp gegen empfindliche Zahnhälse
Damit sich die durch Knirschen oder zu festes Zähneputzen freigelegten Zahnhälse wieder mineralisieren können, sollten die Zähne mit einer Paste gesäubert werden, die für den Zahnaufbau wertvolle Mineralien liefert. Dazu eignen sich z. B. Schlämmkreide, Steinsalz oder Sango Koralle. Ein Rezept für eine selbstgemachte Zahnpasta, die sowohl antientzündlich als auch remineralisierend wirkt, findet sich im Buch auf Seite 90.

Außerdem sollte man den Mundraum nach dem Genuss säurehaltiger bzw. säurebildender Lebensmittel und Getränke mit einer basisch wirkenden Lösung spülen. Regelmäßig angewendet wird dadurch der weitere Abbau verhindert und eventuell verschwindet sogar die Empfindlichkeit der Zähne. Für eine solche Lösung gibt man eine Prise Sango Koralle oder ein natürliches Basenpulver auf einen Schluck Wasser und spült den Mundraum damit für ein bis zwei Minuten aus.

d) Zahnfleischrückgang und lockere Zähne durch Pilze?

Eine mir bisher unbekannte Ursache für Parodontose stellen die Autoren Oetinger, Beck und Ebeling in ihrem Buch „Fundgrube Gesundheit und Leben Band 1" vor. Hier werden nicht Viren und Bakterien als Übeltäter für den Zahnfleischrückgang beschuldigt, sondern Pilze. Viren und Bakterien können zwar am Geschehen beteiligt sein, aber eine Pilzinfektion sei die eigentliche Ursache. Auch therapieresistente Zahn- und Kieferschmerzen mit unbekannter Ursache sollen in ihrem Ursprung auf eine Pilzinfektion zurückzuführen sein. Durch die Blutversorgung werden die Pilze ununterbrochen in den Mundraum transportiert. Helfen soll dann das Pulver der Golden Yacca Pflanze, auch Yucca Schidigera) genannt. Dieses wird nach dem Zähneputzen für eine Minute lang im Mundraum hin und her bewegt und anschließend ausgespuckt. Diese Maßnahme soll die Ansiedlung und die Ausbreitung schädlicher Pilzkulturen im Mundraum vermeiden, so die Autoren. Ebenso soll auch das Kauen von Kardamonkörnchen, die man als Kapseln kaufen kann, der Pilzinfektion entgegenwirken.

2. Erste Hilfe bei Zahnschmerzen

Egal, ob pochend, ziehend oder stechend – Zahnschmerzen gehören zu den wohl unangenehmsten Schmerzen überhaupt. Die Gründe, warum Zähne zu schmerzen beginnen, sind vielfältig. Zu den häufigsten Gründen zählt Karies, die sich immer näher in Richtung des Zahnnervs ausbreitet, absterbende Zahnwurzeln oder Zahnfleischentzündungen. Aber auch Verspannungen und Stress können Zahnschmerzen verursachen. Selbstverständlich sollten anhaltende Zahnschmerzen medizinisch abgeklärt werden, dennoch möchte ich an dieser Stelle bewährte Hausmittel vorstellen, die im akuten Fall Linderung verschaffen können.

Die wohl bekannteste Maßnahme gegen Zahnschmerzen ist das Zerkauen einer Gewürznelke, die in der Nähe des schmerzenden Zahns zerbissen wird. Schon seit Jahrhunderten wird die Gewürznelke mit Erfolg bei Zahnschmerzen angewendet. Das darin enthaltene Euganol wirkt betäubend und wird deshalb auch in einigen Präparaten der Zahnmedizin eingesetzt. Auch Nelkenöl, mit etwas Wasser verdünnt, kann zur Schmerzlinderung verwendet werden.

Bei Schwellungen und Entzündungen haben sich Mundspülungen mit beruhigenden und antibakteriellen Kräutern wie Salbei, Kamille, Propolis oder Teebaumöl bewährt. Gleichzeitig sollte die betroffene Stelle von außen gekühlt werden, um den Blutfluss zu reduzieren und dadurch den Schmerz zu lindern. Hierzu kann man sich ein feuchtes Tuch oder ein Handtuch mit einem eingewickelten Eisbeutel auf die Wange legen.

Auch die bereits angesprochen Mundspülungen mit Salzsole oder Eigenurin können helfen, die Schmerzen zu lindern.

Zahnschmerzen bei Kindern werden, wie bereits in Kapitel 9 angesprochen, häufig durch einen verspannten Trapezmuskel ausgelöst, der wie dort beschrieben gelöst werden kann. Auch bei Erwachsenen kann sich dieser Muskel verspannen und zum Auslöser für Zahnschmerzen werden. Durch Muskelspannung oder Stress verursachte Zahnschmerzen lassen sich auch sehr gut durch eine osteopathische Behandlung wie z. B. die Cranio-Sakral-Therapie verbessern.

> **Interessant zu wissen: Zahnschmerzen als der Zugang zum Jetzt**
> In seinem Buch „Zähne und Spagyrik" betrachtet der Heilpraktiker Roland Lackner Zahnschmerzen auch als Zugang zum Jetzt. Weil Zahnschmerzen so unangenehm sind, besteht keine Möglichkeit sich ihnen zu entziehen. Sie konfrontieren den Betroffenen, laut Roland Lackner, mit dem Hier und Jetzt und können dazu dienen, einen spirituellen Prozess in Gang zu setzen. Um diesen Prozess zu unterstützen sollte man sich fragen, welchen Lebensbereichen man bisher nicht die gebührende Aufmerksamkeit geschenkt hat, so dass sich jetzt ein Zahn melden muss, um auf dieses Thema aufmerksam zu machen. Hinter dem Schmerz verberge letztendlich die Frage: „Was hat meinen (Lebens-)Nerv getroffen?"

3. Heilgeheimnisse von Jakob Lorber bei Zahnproblemen

Bei meinen Recherchen zu alternativen Möglichkeiten Zahnprobleme zu heilen, bin ich auf die Heilgeheimnisse von Jakob Lorber (1800-1864) gestoßen, einem österreichischen Mystiker, der nach eigenen Angaben in seinem Inneren die Stimme Gottes vernehmen konnte. In seinem Buch „Heilkraft des Sonnenlichtes" empfiehlt der große Seher und Prophet eine mit Sonnenenergie aufgeladene Arnikatinktur oder Kampfermilchpulver bei akuten Zahnschmerzen oder Entzündungen im Mundraum.

Zur Bekämpfung von Karies und für die Förderung der Regeneration von Zähnen soll ein Sonnenheilmittel aus der Asche von Zwetschgenholz oder Salbeistauden bzw. Sonnensalz erstaunliche Resultate erzielen, solange der Zahn noch lebendig ist, also die Wurzel lebt. Abgefaulte Stellen sollen sich lösen, teilweise sogar abbrechen, aushärten und dann wieder voll einsatzfähig werden. Ein Nachwachsen der Zähne konnte damit bislang noch nicht erreicht werden.

Allerdings wird davor gewarnt, dass diese Methode so stark sein soll, dass sich Plomben lösen können. Dies ist einer der Gründe, weshalb ich diesen Tipp von Lorber noch nicht ausprobiert habe. Über Erfahrungsberichte würde ich mich sehr freuen.

Die genauen Anleitungen zur Herstellung der von Lorber empfohlenen Sonnenheilmittel finden sich in seinem Buch „Heilkraft des Sonnenlichtes" oder können auf folgender Internetseite nachgelesen werden: *www.j-lorber.de/gesund/selbsthilfetipps.html*

Eine nach den Empfehlungen Lorbers hergestellte Zwetschgenholzzahncreme und das Kampfermilchpulver können Interessierte unter *www.agdb.de/* bestellen.

4. Die Zahnwuchskur mit Beinwell und Eierschalen

Wer sich mit der Frage beschäftigt, ob sich Löcher in den Zähnen wieder schließen können, gerät früher oder später auf die „Zahnwuchskur" mit Beinwell und Bio-Eierschalen bzw. Sango Korallen Pulver.

Eierschalen enthalten viele Mineralien und Inhaltsstoffe, die auch in unseren Zähnen zu finden sind. Um die Zähne zum Wachsen anzuregen, soll man daher täglich eine im Mixer oder in der Kaffeemühle zerkleinerte Eierschale zu sich nehmen. Das fein gemahlene Pulver wird zusammen mit Früchten zu einem Getränk püriert oder zusammen mit gepresstem Saft getrunken. Regelmäßig getrunken sollen die Inhaltsstoffe der Eierschalen die Knochendichte erhöhen und die Zahnregeneration anregen.

Alternativ kann man auch das Pulver der Sango Meeres Koralle verwenden, das ebenfalls für die Zahngesundheit wichtige Mineralien enthält und vor allem sehr angenehm im Geschmack ist.

Außerdem soll man während der Zahnwuchskur täglich Mundspülungen mit Beinwellwurzelsud machen. Beinwell hat eine ausgesprochen positive Wirkung auf die Zähne und hat sich auch bei der Heilung von Knochenbrüchen bewährt. Für die Mundspülung nimmt man entweder getrocknete Beinwurzel und lässt sie für zehn Minuten leicht in Wasser köcheln und spült dann den Mundraum mit dem abgekühlten Sud für 15 – 20 Minuten, oder man nimmt die wirkungsvollere frische Wurzel und zerkleinert sie mit etwas Wasser und macht damit die Mundspülungen. Löcher in den Zähnen sollen so innerhalb weniger Wochen wieder zuwachsen.

Auch ich habe eine Zeit lang Mundspülungen mit Beinwell gemacht, konnte allerdings keine Veränderungen feststellen. Vielleicht hätte ich länger am Ball bleiben müssen.

Mehr Infos zur Zahnwuchskur gibt es z. B. unter: *www.zentrum-der-gesundheit.de/zaehne-reparieren.html*

5. Welches Material für Füllungen, Kronen und Brücken?
Erst einmal vorweg: Eine perfekte Füllung gibt es nicht. Gesunde Zähne sind durch nichts zu ersetzen. Daher sollte der Prävention im Bereich der Zahngesundheit höchste Priorität eingeräumt werden. Wer dennoch eines Tages vor der Frage steht, welche Materialien er für Füllungen, Kronen oder Brücken verwenden soll, dem möchte ich ein paar Infos mit auf den Weg gehen.

Welche Materialien stehen zur Verfügung?

Für einen Zahnersatz stehen unterschiedliche Materialien zur Auswahl. Dazu zählen: Amalgam, Gold, Kunststoff, Keramik, Komposite und Zemente. Aus gesundheitlicher Sicht am unbedenklichsten sind Zemente, die aber oft nicht als langfristige Lösung angeboten werden, weil sie nicht so lange halten. Man kann als Patient aber auf die Verwendung von Zement bestehen. Allerdings sind Zemente nicht sehr hart und kommen daher bei größeren Löchern, Brücken oder Kronen nicht in Frage. In einem solchen Fall sollte, z. B. durch kinesiologische Testverfahren, ermittelt werden, welches Material im Einzelfall am besten vertragen wird. Denn was der eine gut verträgt, kann einem anderen Probleme bereiten. Jeder Mensch reagiert sehr individuell auf die verschiedenen Stoffe. Daher ist es empfehlenswert, sich einen Zahnarzt zu suchen, der solche Testungen durchführt.

Klar sollte sein, dass Amalgam grundsätzlich nicht zu empfehlen ist. Amalgamfüllungen enthalten das hochgiftige Quecksilber, das permanent freigesetzt wird und in den Körper gelangt (gleich ausführlicher dazu).

Kunststoffe enthalten Weichmacher wie Bisphenol A, die ebenfalls sehr schädliche Auswirkungen für unsere Gesundheit haben können.

Am verträglichsten sind Keramikfüllungen, die allerdings oft mit einem Kunststoffkleber eingesetzt werden, der ebenfalls Bisphenol A enthält. Entweder besteht man darauf, dass der Zahnarzt zum Einsetzen der Keramikfüllung Zement verwendet, oder es sollte darauf geachtet werden, dass der Kleber durch Argonlaser vollkommen ausgehärtet wird. Ansonsten können giftige Rückstände aus dem Kleber ins Nervengewebe eindringen. Eine Härtung mit einer Halogenlampe, wie sie häufig durchgeführt wird, reicht hierzu nicht aus!

Gold gilt ebenfalls als hochwertiges Material für Zahnersatz und wird mit Zement eingesetzt. Zu bedenken gilt allerdings, dass hierbei nicht reines Gold verwendet wird (das ist zu weich und aufgrund der starken Belastungen durchs Kauen nicht geeignet), sondern Metallverbindungen, die zwar zu einem hohen Anteil aus Gold bestehen, aber immer auch andere Metalle enthalten wie z. B. Silber, Platin und Palladium. Unterschiedliche Metalle im Mundraum führen jedoch zum Fließen eines galvanischen Stroms. Jede Metallfüllung im Mundbereich (Platinstifte, Goldinlays, Silberkronen, Amalgamfüllungen oder auch Porzellan, das aus Aluminiumoxyd hergestellt wird, stellt eine Belastung für den Organismus dar. Im Laufe der Zeit korrodieren Metalle und setzen konstant Giftstoffe frei, die vom Körper aufgenommen werden und gesundheitsschädlich sind. Vor allem Leber, Nieren, Gehirn und Lungen leiden unter diesen metallischen Toxinen. Krebserkrankungen, Immunsystemstörungen, Kopfschmerzen, Migräne, Herzanfälle, Allergien, Alzheimer, Multiple Sklerose, Prostataprobleme, Tinnitus, Nasen- und Nebenhöhlenverstopfungen, Lähmungen und Augenerkrankungen können durch eine Metallvergiftung verursacht werden.

Weil durch die erhöhte Belastung freie Radikale freigesetzt werden, können Metallverbindungen im Mund auch die Entstehung und Verbreitung von Karies begünstigen. Freie Radikale sind Moleküle, die hungrig nach einem Elektron sind und dieses von anderen Molekülen rauben, die ihrerseits dann wiederum zu einem freien Radikal werden. Um solch eine schädliche Kettenreaktion zu verhindern (oxidativer Stress) werden freie Radikale normalerweise so schnell wie möglich vom Körper unschädlich gemacht. Die in Zähnen und Zahnfleisch enthaltenen Mineralstoffe sind hierzu hervorragend geeignet. Daher können Metallfüllungen die Zahnsubstanz angreifen.

Metallfreie Composite-Füllungen und Zirkonkeramik sind die zur Zeit am empfehlenswertesten Materialien für Zahnfüllungen. Allerdings werden gerade Zahnmaterialien wie Zirkonkeramik oft durch radioaktive Strahlung behandelt, weil Gammastrahlen zur Sterilisation von Keimen eingesetzt werden. Werden solche bestrahlten Zahnmaterialien eingesetzt, führt das zu einer veränderten Drehrichtung und Frequenz-verschiebung der an den Nervenenden sitzenden Elektronen, was bei empfindlichen Personen zu chronischen Zahnschmerzen, Zahnfleisch-rückgang und Erkrankungen von Organen, Muskeln und Geweben füh-ren kann.

Da jeder Mensch einzigartig ist und damit über eine eigene Grund-schwingung verfügt, sind die Reaktionen auf Materialien individuell verschieden. Zahnmaterialien sollten vor dem Einsetzen durch ent-sprechende bioenergetische Messmethoden (z. B. Kinesiologie) auf ihre Verträglichkeit hin getestet werden.

Jede Zahnfüllung muss haargenau auf das gesamte Gebiss abgestimmt werden. Kleinste Unregelmäßigkeiten führen zu veränderten Kaukräf-ten und wirken sich negativ auf die Kiefergelenke aus. Dieser Umstand kann zu Fehlstellungen der Kiefergelenke, der Schädelknochen, der ge-samten Wirbelsäule und der Beckenknochen führen!

6. Was tun nach der Zahnextraktion: Mut zur Lücke?
Wenn ein oder mehrere Zähne gezogen werden müssen, stellt sich ebenfalls die Frage nach einem geeigneten Ersatz. Einzelne Zähne kön-nen durch Implantate oder Brücken „ersetzt" werden. Fehlen mehrere oder alle Zähne kommen oft nur noch Prothesen in Frage. Für die Aus-wahl der geeigneten Materialien gelten auch hier die unter 5. gemach-ten Aussagen. Implantate sind schon allein aufgrund der hohen Gefahr einer Periimplantitis (Zahnfleischentzündung aufgrund von Implanta-ten) zu überdenken. Wie bereits angesprochen, bildet sich bei etwa jedem Zweiten innerhalb der ersten zwei Jahre nach dem Einsetzen eines Implantats eine chronische Entzündung am Zahnfleisch und zwar unabhängig vom verwendeten Material.

Wer sich gegen eine feste Lösung entscheidet, kann auf Teil- oder Vollprothesen zurückgreifen. Auch hier gibt es unterschiedliche Mög-lichkeiten bei der Materialwahl. Nicht zu empfehlen sind Prothesen, die mit Metallklammern an noch vorhandenen Zähnen befestigt werden, weil dadurch die „Klammerzähne" auf Dauer oft geschädigt werden. Inzwischen gibt es metallfreie Lösungen, die aus herkömmlichem Kunststoff oder aus einem speziellen und als sehr verträglich geltenden Kunststoff gefertigt werden, wie die Valplastprothese. Einzelne Zahnärzte wie z. B. Dr. Becker aus Köln stellen Prothesen auch aus reiner Keramik ohne Gaumenplatte her, was den Tragekomfort positiv beeinflussen kann. Eine Beispielarbeit finden Interessierte hier: *www.profbecker-koeln.de/Metallfreie-Zahntechnik-Stand-2010-45.html*

Die in vielen Fällen einfachste und günstigste Lösung wäre der Verzicht auf Zahnersatz und der Mut zur Lücke. Weil fehlende Zähne in unserer Gesellschaft jedoch verpönt sind und oft als asozial betrachtet werden, trauen sich nur die wenigsten, Mut zur Lücke zu beweisen – zumindest wenn ein Zahn im vorderen und damit sichtbaren Bereich der Zahnreihe fehlt. Hinzu kommt die Warnung vieler Zahnärzte davor, dass die hinteren Zähne in die Lücke einrücken und es zu Zahnfehlstellungen kommen könne. Das passiert aber nicht zwangsläufig. Daher könnte man alternativ zum sofortigen Zahnersatz die Lücke und die benachbarten Zähne zunächst einmal beobachten und sollte es tatsächlich zu Veränderung der Position der Nachbarzähne kommen, kann man immer noch entsprechende Maßnahmen ergreifen. Auch die Angst, nicht mehr richtig kauen zu können, schreckt viele Betroffene davor ab, die Lücke offen zu lassen. Dabei ist das Kauen mit einer Prothese oft unangenehmer als mit einer Zahnlücke.

Es gilt auch bei fehlenden Zähne die Lösung zu finden, die für einen selbst am besten passt. Einen idealen Ersatz für eigene gesunde Zähne gibt es leider nicht ...

7. Amalgam – Eine tickende Zeitbombe

Auch, wenn leider immer noch viele Zahnärzte die Gefährlichkeit von Amalgamfüllungen bestreiten, wurde ihre toxische Wirkung bereits in zahlreichen Studien eindeutig bewiesen. Bereits 1845 sprach die Amerikanische Gesellschaft für Zahnchirurgie (American Society of Dental Surgeons) aufgrund gesundheitlicher Bedenken ein Verbot für die Verwendung von quecksilberhaltigem Füllmaterial aus. 1987 schrieb die Expertenkommission der schwedischen Sozialbehörde: „Amalgam war und ist ein toxikologisch ungeeignetes Füllungsmaterial". Im Jahre 2009 wurde das Einsetzen von Amalgamfüllungen in Schweden sogar verboten, während diese Füllungen in Deutschland nach wie vor erlaubt sind!

Ironischerweise werden Zahnärzte dazu angehalten, die herausgebohrten Amalgamfüllungen wegen des Quecksilbergehaltes durch ein spezielles Gerät, den sogenannten Amalgamabschneider, aufzufangen, um es anschließend über den Sondermüll entsorgen zu können. Grund ist der Schutz der Umwelt. Doch was ist mit dem Schutz der Menschen?

Ramiel Nagel drückt es in seinem Buch „Karies heilen" wie folgt aus: „Die Wirtschaftlichkeit der Quecksilberfüllungen siegte über das teure Gold. 1856 zerfiel die Amerikanische Gesellschaft für Zahnchirurgie. Im Jahre 1899 wurde die Amerikanische Zahnmedizinische Gesellschaft (American Dental Association) gegründet, die den Gebrauch quecksilberhaltiger Füllungen förderte."

Amalgamfüllungen bestehen neben Nickel, Zinn, Silber, Blei, Kupfer und Cadmium etwa zur Hälfte aus Quecksilber, einer Substanz, die offiziell als Sondermüll entsorgt werden muss. Da Quecksilber bereits bei normaler Zimmertemperatur verdampft, atmen Menschen mit Amalgamfüllungen mit jedem Atemzug dieses Nervengift ein. Darüber hinaus werden Quecksilberpartikel durch Kaubewegungen und erwärmte Nahrung abgelöst und dringen in den Organismus ein.

Quecksilbervergiftungen stehen im kausalen Zusammenhang mit der Entstehung von Multipler Sklerose, Migräne, Kopfschmerzen, Fehlentwicklungen von Embryos, Störungen des Nervensystems, leichten chronischen Depressionen und Fibromyalgie. Da Quecksilber die Blut-Hirn-Schranke überwinden kann, kann eine Vergiftung zu Alzheimer, Parkinson, Gedächtnisstörungen sowie zu psychischen Veränderungen führen.

In diesem 6-minütigen Video wird der schädigende Einfluss von Quecksilber auf Nervengewebe im Gehirn sehr anschaulich dargestellt: *www.prof-becker-koeln.de/Wie-Quecksilber-Nerven-zerstoert-25.html*

Noch Amalgam im Mund?

Wer noch Amalgamfüllungen im Mund hat, sollte sich daher einmal Gedanken um deren Entfernung machen. Die Zähne sollten anschließend mit Zement gefüllt und frühestens ein halbes Jahr später mit einer langfristigen Füllung aus metallfreiem Material versorgt werden. Da bei der Entfernung von Amalgamfüllungen große Mengen von Quecksilber freigesetzt werden, sollten Schwangere und Stillende dem Nachwuchs zuliebe eine Entfernung der Plomben zeitlich nach hinten verschieben.

Selbstverständlich weiß ich, dass diese Entscheidung nicht einfach ist, vor allem dann, wenn man die Füllungen anscheinend gut verträgt. Auch ich habe mich lange davor gedrückt, meine Amalgamfüllungen ersetzen zu lassen. Offensichtliche Probleme hatte ich keine. Doch als ich nach über 20 Jahren meine letzten vier Amalgamplomben entfernen ließ, verschwanden meine Kopfschmerzen, unter denen ich seit meinem 14. Lebensjahr litt (die ersten Amalgamfüllungen erhielt ich bereits mit etwa 10 Jahren) und die ich als Reaktion auf Stress gedeutet hatte. Natürlich kann ich nicht mit Sicherheit sagen, dass das Quecksilber die Ursache war, der zeitliche Zusammenhang ist jedoch verblüffend.

Nach der Entfernung von Amalgamfüllungen ist eine Quecksilberausleitung wichtig!

Mit der Entfernung der Amalgamfüllungen ist es jedoch nicht getan. Im Anschluss daran sollte unbedingt eine Ausleitung des Quecksilbers erfolgen. Dabei werden Bindegewebe, Darm, Haut Leber, Lungen, Lymphe und Nieren durch die Einnahme bestimmter Entgiftungsbeschleuniger angeregt, Quecksilberrückstände, die sich im Laufe der Zeit im Körper eingelagert haben, zu lösen und auszuleiten. Ohne eine Ausleitung verbleibt das Quecksilber jahrzehntelang im Körper und kann so zum Auslöser für die oben genannten gesundheitlichen Probleme werden.

Chlorellaalgen und Korianderkraut spielen bei der Ausleitung eine wichtige Rolle. Es können aber auch viele andere Produkte zum Einsatz kommen, deren Verträglichkeit und Effizienz idealerweise individuell ausgetestet werden sollte.

Vorsichtig sein sollte man allerdings bei homöopathischen Mitteln wie Mercurius und Komplexmitteln, die Mercurius enthalten. Hierbei kann das Quecksilber, das sich außerhalb der Zellen, also im Bindegewebe befindet, ins Zelleninnere befördert werden und dabei größeren Schaden anrichten, als wenn das Gift im Bindegewebe verblieben wäre.

Neben der Einnahme von sogenannten Entgiftunsbeschleunigern ist bei der Ausleitung von Quecksilber eine gesunde Ernährung mit viel Frischkost aus biologischem Anbau und eine möglichst geringe Zufuhr von tierischem Eiweiß zu empfehlen. Damit die durch die Entgiftungsbeschleuniger gelösten Toxine möglichst schnell und einfach aus dem Körper ausgeschieden werden können, sollte man auf eine ausreichend hohe Trinkmenge und die Qualität des Trinkwassers achten.

Wie stark der Körper im extrazellulären Bereich mit Quecksilber belastet ist, kann mittels verschiedener Verfahren wie Akupunktur oder Kinesiologie ermittelt werden. Um die Quecksilberbelastung von Organgen zu ermitteln, gibt es bis heute keinen Test. Sie kann allerdings mithilfe des Zwischenschritts über das Bindegewebe getestet werden.

Näheres dazu unter:
*www.rohkostwiki.de/wiki/Vortrag_von_Dr._med._Dietrich_Klinghardt
_über_Schwermetalle*

Paare mit Kinderwunsch sollten Folgendes beachten: Neugeborene nehmen durch die Plazenta mehr als die Hälfte der Quecksilbermenge belasteter Mütter auf. Wenn der Vater zum Zeitpunkt der Zeugung mit Quecksilber belastet ist, verliert das Neugeborene die natürliche Fähigkeit Schwermetalle auszuleiten, da folgende Erbinformation übertragen wird: „Was für den Vater gut ist, muss auch für mich gut sein." Im Rahmen der Verantwortlichkeit für die Gesundheit des Nachwuchses sollte man mit der Zeugung neuen Lebens warten, bis beide Elternteile eine erfolgreiche Quecksilberausleitung hinter sich gebracht haben.

Quecksilber im Körper kann auch einer der Gründe sein, wenn Paare keine Kinder bekommen können. Unter der Leitung von Prof. Dr. Gerhard kann die gynäkologische Universitätsklinik in Heidelberg in über 80 Prozent der Fälle zeugungswilligen, aber bis dahin kinderlosen Paaren helfen, ihren Kinderwunsch zu erfüllen und zwar allein durch die Entfernung von Amalgamfüllung mit anschließender Quecksilberausleitung.

www.ink.ag/fuer-patientinnen/infos-fuer patientinnen/amalgam/index.html

Einen sehr interessanten Beitrag zum Thema Schwermetalle und ihre negative Wirkung auf unsere Gesundheit im Rahmen eines Vortrags des weltweit bekannten Arztes Dr. Dietrich Klinghardt gibt es hier: *www.youtube.com/watch?v=N0RgeRq2h2g*

8. Wurzelbehandlungen – nein, danke!

Bei einer Wurzelbehandlung wird der Nerv aus dem betreffenden Zahn entfernt. Irreführender Weise werden Wurzelbehandlungen als Zahnerhaltungsmaßnahmen bezeichnet. Dabei bleibt bei diesem Eingriff nichts weiter übrig als ein abgestorbener Zahn, der bei empfindlichen Personen das Immunsystem schwächen und so zu gesundheitlichen Beeinträchtigungen führen kann. Denn der Zahnarzt kann zwar den Nerv aus dem Hauptwurzelkanal entfernen, nicht aber innerhalb der mikroskopisch kleinen Seitenkanälchen, die sich ähnlich wie beim Wurzelwerk von Pflanzen immer weiter verzweigen.

Dabei misst der Hauptkanal, aus dem der Zahnarzt den Nerv entfernen kann, ungefähr 2,8 cm, wohingegen die Seitenkanäle zusammengerechnet eine Länge von etwa 3 Kilometern ausmachen! Der ganzheitlich orientierte Zahnarzt und Heilpraktiker Dr. Schreckenbach hält es für einen Trugschluss zu glauben, dass eine Wurzelbehandlung dann geglückt sei, wenn der Hauptnerv entfernt wurde und der Patient anschließend schmerzfrei ist.

Die in den Seitenkanälchen verbleibenden Nervenbestandteile locken Bakterien an, die diese zersetzen. Dabei werden Giftstoffe wie z. B. Schwefelwasserstoffverbindungen, Buttersäure und Cadaverin (Leichengifte) freigesetzt, die über das angrenzende Grundsystem des Bindegewebes in den gesamten Körper verstreut werden und dort mehrere wichtige Enzymsysteme im Körper stören können. Die dabei entstehende Entzündung am Zahn verursacht aufgrund des abgetöteten Nervs keine Schmerzen mehr. Da diese sogenannten Herde weder von außen noch auf gewöhnlichen Röntgenbildern zu erkennen sind, schwelen sie oft jahrelang unbemerkt vor sich hin und können dabei als chronische Entzündungen, das gesamte Immunsystem belasten und zu gesundheitlichen Problemen führen.

Diese Zusammenhänge wurden bereits in den 30ern des vergangenen Jahrhunderts durch den amerikanischen Zahnarzt Dr. Price belegt, der damals als Vorsitzender der ADA (American Dental Association) tote Zähne von chronisch erkrankten Patienten entfernte und sie bei Kaninchen unter die Haut implantierte. Nur wenige Stunden nach der Implantation kam es bei den Tieren zu den gleichen Symptomen wie bei den chronisch erkrankten Patienten. Implantierte er den Versuchstieren gesunde Zähne, die z. B. aufgrund von kieferorthopädischen Maßnahmen entfernt wurden, verursachten die Zähne keine Probleme.

Die körpereigene Immunabwehr des Körpers ist bei der Bekämpfung von Entzündungen an toten Zähnen leider machtlos, da sowohl die weißen Blutkörperchen als auch die Fresszellen (Makrophagen), die das Abwehrsystem des Körpers bilden, zu groß sind, um in die feinen Seitenkanälchen zu gelangen. Leider kann die Entzündung auch nicht durch Medikamente (inklusive Antibiotika) behandelt werden, da Medikamente hier nur über den Blutzufluss an den Ort des Geschehens gelangen können und der Zahnnerv als alleinige Zugangsoption ja bereits entfernt wurde.

Die so in den Körper gelangenden Gifte werden unter anderem in Verbindung gebracht mit Bluthochdruck, Arteriosklerose, Schlaganfällen, Infektionen des Herzens, Augenleiden, Lungenentzündungen, Bluterkrankungen, Gelenkentzündungen, Hirn-Abszessen und Alzheimer. In Verbindung mit Quecksilber aus Amalgamfüllungen sollen die aus Zahnherden abgesonderten Toxine besonders gefährlich sein.

Unter Umständen kann es daher angebracht sein, wurzelbehandelte Zähne ziehen zu lassen. Da jedoch nicht jeder wurzelbehandelte bzw. tote Zahn große Mengen toxischer Stoffe abstößt und Menschen unterschiedlich auf diese Belastung reagieren, sollte die Belastung vor einer Extraktion des Zahnes ausgetestet werden.

Wie bereits erwähnt, lassen sich solche Herde nicht mit herkömmlichen Röntgenbildern aufspüren. Allerdings kann eine Dunkelfeldanalyse des Blutes Aufschluss darüber geben, ob die Zahnreste auffressenden Bakterien belastend wirken. Auch eine korrekt ausgeführte kinesiologische Testung und der sogenannte OroTox-Test, der früher als TOPAS-Test (Toxicity-Prescreening-Assay) bezeichnet wurde, können Aufschluss darüber geben, ob ein Zahnziehen angebracht ist.

Insbesondere bei chronischen Erkrankungen ohne bekannte Ursachen sollte an einen versteckten Entzündungsherd an den Zähnen bzw. im Kieferknochen gedacht werden!

Auch, wenn ein Zahn gezogen wird, kann es zu einer Ansammlung belastender Bakterien kommen, wenn die Wurzelkanäle nicht richtig von den Überresten des Zahngewebes gereinigt werden. Diese Problematik kann durch eine korrekte Reinigung dieser Hohlräume behoben werden. Hierfür bitte einen darin geschulten Zahnarzt aufsuchen.

II. Quellenangaben und Literaturempfehlungen

→ „An jedem Zahn hängt immer auch ein ganzer Mensch" Dr. med. dent. Dirk Schreckenbach

→ „Amalgam - Risiko für die Menschheit: Quecksilbervergiftungen richtig ausleiten. Fakten und Hilfe, auch nach der Amalgament fernung! Einf. v. Dietrich Klinghardt" Dr. med. Joachim Mutter

→ „Das schöpferische Universum: Die Theorie des Morphogenetischen Feldes" von Rupert Sheldrake

→ „Die neue Medizin des Bewusstseins – Wie Sie mit Gedanken und Gefühlen Ihre Gene positiv beeinflussen können" von Dawson Church

→ „Du bist die Quelle des Lebens! Fundamentale Werkzeuge der Erneuerung und Verjüngung" von Lumira

→ „Erneuere deine Zellen: Eine russische Heilerin offenbart ihr energetisches Verjüngungsprogramm." von Lumira

→ „Fasten heilt Karies" von Robert Faulborn frei einsehbar unter *www.fasten-heilt-karies.de/buch.html*

→ „Fundgrube Gesundheit und Leben Band 1" von Oetinger, Beck und Ebeling

→ „Gefährdete Menschheit. Ursache und Verhütung der Degeneration von Albert von Haller

→ „Gesunde Zähne" DVD von Lumira

→ „Karies heilen: Natürlich starke Zähne mit der richtigen Ernährung" von Ramiel Nagel

→ „Was Zähne zeigen" von Michele Caffin

→ „Zahnarztlügen" von Dorothea Brandt, Lars Hendrickson

→ „Zahngeflüster – Die Zähne, Spiegelbild deiner Seele" Dr. med. dent. Dirk Schreckenbach

→ „Zahngesund" von Dorothea Brandt, Lars Hendrickson

→ „Zahnprobleme und ihre Überwindung: Wie Kaufähigkeit, natür
liche Ästhetik und Gesundheit wieder hergestellt werden" von Dr.
Johann Schnitzer

→ „Zähne und Spagyrik" von Roland Lackner

III. Interessante Links
1. Allgemeine Links zum Thema Zahngesundheit

- persönliche Erfahrungsberichte eines Selbstversuchs: *www.dermarki.de*

- Zähne mit Eierschalen und Beinwell heilen: *www.zentrum-der-gesundheit.de/zaehne-reparieren.html*

- sehr informative Seite mit vielen Infos zum Thema Zähne heilen: *www.healingteethnaturally.com/index-de.html*

- interessante Infos zum Thema kurz und kompakt zusammengefasst: *www.quant-vital.de/blog/zahngesundheit-und-regeneration-der-zaehne.html*

- schöner Beitrag zum Thema „Zähne sind lebendig“: *www.loewenzahn.info/media/pdf/Wurzel_Seite34-39_Loewenzahn.pdf.pdf*

- Zähne kräftigen mit stillem Qi Gong, eine Übungsanleitung: *www.china-guide.de/praktik-zum-schutz-der-zaehne.html*

- spannender Vortrag (auf Englisch mit deutschem Untertitel) über die Ursachen von Parodontitis, Karies, Fluoride in Zahnpflegemitteln, Amalgamfüllungen, wurzelbehandelte Zähne u.a.m.: *www.youtube.com/watch?v=VxZJhKZN4Ms*

- interessanter Beitrag zum Thema Karies und Ernährung auf der Basis der Forschungsergebnisse von Dr. Weston Price: *www.youtube.com/watch?v=aZ-MaUZIXvI*

- kurzweiliger Vortrag über die Bedeutung von Zähnen und Zahnproblemen aus psychologischer Perspektive von dem Heilpraktiker Stephan Hollweg: *www.youtube.com/watch?v=Vxq43mO8nls*

- youtube-Kanal der Zahnärztin Dr. Karin Bender-Gonser mit vielen interessanten Beiträgen zur Zahngesundheit: *www.youtube.com/channel/UCDzFc8RsH89N2CKiLtL3XbQ*

2. Links zum Thema Zähne nachwachsen lassen:

- *www.medizintechnologie.de/fileadmin/pdfs/296.pdf*

- *www.mitsiadis.com/upload/unimagazin-2009-3-22.pdf*

3. Links zur Auffindung ganzheitlich arbeitender Zahnärzte

- Deutscher Zentralverein homöopathischer Ärzte
www.dzvhae.de

- Internationale Gesellschaft für Ganzheitliche ZahnMedizin e.V
www.gzm.org

Weitere Titel erschienen im Inspiriert-Sein Verlag

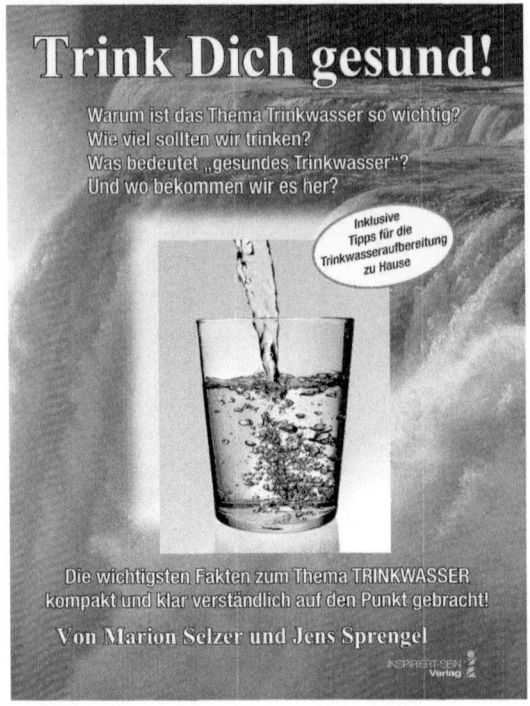

Warum ist das Thema Trinkwasser so wichtig? Wie viel sollten wir trinken? Was bedeutet „gesundes Trinkwasser"? Und wo bekommen wir es her?

Die wichtigsten Fakten zum Thema TRINKWASSER kompakt und klar verständlich auf den Punkt gebracht!

Inklusive Tipps für die Trinkwasseraufbereitung für zu Hause, mit ausführlichen Infos zu Umkehr-Osmose-Systemen und anderen Möglichkeiten der Trinkwasseraufbereitung – unabhängig und neutral!

von Marion Selzer und Jens Sprengel

ISBN Print: 978-3-946026-06-8; ISBN Ebook: 978-3-946026-07-5

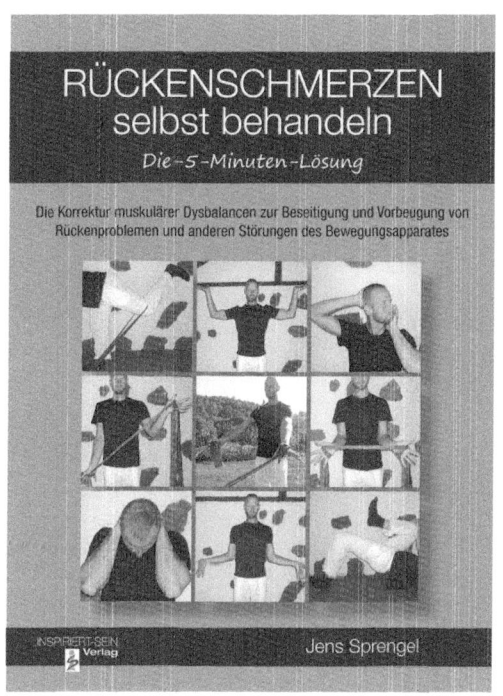

Zur Korrektur muskulärer Dysbalancen zur Beseitigung und Vorbeugung von Rückenproblemen und anderen Störungen des Bewegungsapparates

Mit der hier vorgestellten 5-Minuten-Lösung können Sie Rückenschmerzen und alle damit zusammenhängenden Probleme wie Haltungsfehler, Bandscheibenvorfälle, Muskelverspannungen, Hexenschuss und Spannungskopfschmerzen dauerhaft lindern und beseitigen.

von Jens Sprengel

ISBN Print: 978-3-946026-00-6; ISBN Ebook: 978-3-946026-01-3

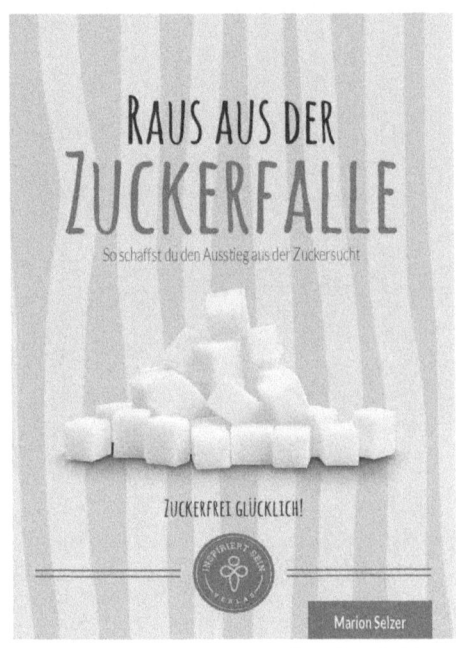

Mit dieser Anleitung raus aus der Zuckerfalle und rein in die Zuckerfreiheit!

Naschst Du gerne? Kannst Du beim Anblick von Kuchen, Schokolade, Eiscreme oder anderen Leckereien nicht „Nein" sagen? Fällt es Dir schwer, nach dem ersten Bissen wieder aufzuhören? Isst Du oft mehr, als Du Dir vorgenommen hast? Hast Du anschließend ein schlechtes Gewissen? Willkommen im Club! Mit diesem Buch erhältst Du eine gezielte Strategie, um aus der Zuckersucht herauszukommen.

Inklusive persönlichen Anekdoten, einer Schritt-für-Schritt-Anleitung zur Zuckerentwöhnung, Tipps & Tricks zum Zuckerentzug und zuckerfreien Rezepten u.v.a.m.

von Marion Selzer

ISBN Print 978-3-946026-08-2; ISBN Ebook 978-3-946026-09-9

www.inspiriert-sein.de

**Das etwas andere Gesundheits- und Entwicklungsportal
mit den Themen:**

Aktivierung und Unterstützung der Selbstheilungskräfte,
Zellverjüngung, Kommunikation, Abnehmen, Bewegung, gesunde
Ernährung u.v.m.

**gesund sein – gut aussehen - bewusst ernähren
selbstbestimmt leben**